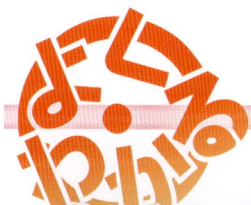

シリーズ@よく・わかる

よくわかる
歯科用薬剤ガイド
症例別処方プログラム

一般社団法人
日本歯科薬物療法学会 編

デンタルダイヤモンド社

刊行にあたって

　患者さんは様々な歯科疾患で病院歯科や歯科医院を受診します。また、有病者で現在薬を服用している方も多く受診されます。その際、
- この疾患にはどのような薬を選択したらよいのだろうか
- どのような方法で薬を処方したらよいのだろうか
- 他の疾患で薬を飲んでいるが、どうしたらよいのか

といった不安をもっている先生方は少なくないと思います。

　そこで、そうした悩みに答えるべく、デンタルダイヤモンド社発行のよく・わかるシリーズで歯科用薬剤ガイドを企画しました。

　内容は、比較的頻度の高い疾患を取り上げ、その疾患に対する知識や症例、処方例、投薬する際のキーポイントを記載しました。また、小児、高齢者、妊婦、腎透析者といった患者さんの対応にも触れています。

　日常臨床において、診療室内でいつでも持ち歩けるサイズで、すぐ手にすることができる本書は、

　　わかりやすい文章（投薬・キーポイント等も含め）と
　　症例（経過や写真）や表によって、
　　薬の処方や処方薬が保険適応であるか

等、歯科における薬物療法を身近なものとして感じていただけるものと考えております。

　本書によって、病院歯科の先生はもちろん、大学卒業直後の先生から、すでに開業されている先生方まで歯科疾患に対する投薬を理解していただければ、患者さんに安心、信頼される医療に結びつくものと考えております。本書がそれにお役に立てれば幸いです。

　なお、本書の刊行にあたって、執筆していただいた先生方、編集に際してご協力いただいた中川洋一先生（鶴見大学歯学部）に感謝申し上げます。

2014年5月

　　　　　　　　　　　　　一般社団法人　日本歯科薬物療法学会
　　　　　　　　　　　　　　　　　　　　　理事長　金子明寛

contents 歯科用薬剤ガイド 症例別処方プログラム

刊行にあたって　3

1. 舌痛症　竹之下美穂　豊福　明　6
東京医科歯科大学大学院 歯科心身医学分野

2. 口腔カンジダ症　上川善昭　永山知宏　浜田倫史　12
鹿児島大学医学部・歯学部附属病院 口腔顎顔面センター口腔外科

3. 口腔乾燥症　岩渕博史　20
神奈川歯科大学 顎顔面外科学講座

4. 口内炎　金川昭啓　28
山口県立総合医療センター 歯科口腔外科

5. 口腔扁平苔癬　松井義郎　38
香川大学医学部 歯科口腔外科学講座

6. 天疱瘡、類天疱瘡　神部芳則　44
自治医科大学 歯科口腔外科学講座

7. ウイルス性疾患　佐々木朗　52
岡山大学大学院 口腔顎顔面外科学分野

8. 血管性浮腫　田中　彰　58
日本歯科大学新潟生命歯学部 口腔外科学講座

9. 顎関節症　杉崎正志　68
東京慈恵会医科大学 歯科

10. 歯性化膿性炎　金子明寛　74
東海大学医学部外科学系 口腔外科

11. 上顎洞炎　松野智宣　80
日本歯科大学生命歯学部 口腔外科学講座

12. 歯痛　須田英明　86
東京医科歯科大学大学院 歯髄生物学分野

13. 抜歯後痛・術後痛	山口　晃		94
	日本歯科大学新潟病院 口腔外科		
14. 味覚障害	山崎　裕		100
	北海道大学大学院歯学研究科 高齢者歯科		
15. 歯周病	五味一博		108
	鶴見大学歯学部 歯周病学講座		
16. 末梢神経障害性疼痛	井川雅子		118
	静岡市立清水病院 口腔外科		
17. 小児への投薬	渡部　茂		126
	明海大学歯学部 口腔小児科学分野		
18. 高齢者への投薬	片倉　朗		132
	東京歯科大学オーラルメディシン・口腔外科学講座		
19. 妊婦への投薬	川辺良一		138
	聖路加国際病院 歯科口腔外科		
20. 腎透析患者への投薬	又賀　泉		144
	日本歯科大学生命歯学部 口腔外科学講座		
21. 心疾患患者への投薬	砂田勝久		150
	日本歯科大学生命歯学部 歯科麻酔学講座		
22. 歯科治療恐怖症	佐野公人		156
	日本歯科大学新潟生命歯学部 歯科麻酔学講座		
23. 心内膜炎の予防的投与	関谷　亮　坂本春生		163
	東海大学医学部付属八王子病院 口腔外科		

1　舌痛症

竹之下美穂　豊福　明　東京医科歯科大学大学院医歯学総合研究科
　　　　　　　　　　　　　全人的医療開発学講座 歯科心身医学分野

●●舌痛症と薬物療法

　舌痛症とは、口腔内外には器質的異常所見が認められないにもかかわらず、舌あるいは口蓋、頰粘膜などに「ヒリヒリ」「ピリピリ」とした痛みを訴える症候群である。「火傷したような」痛み、「舌が歯に擦れているような」痛みと表現されることが多い。特徴としては次のようなものがあげられる。

> 1）痛みの出現部位は一定でなく、舌、口蓋、口唇など口腔粘膜のあらゆる部位に出現し、時に移動する
> 2）50、60代以降の女性に頻発する
> 3）食事時には支障がないことが多く、アメ、ガムを口腔内に入れていると痛みが軽減する
> 4）日内変動性があり、朝よりも夕方に痛みが増すことが多い
> 5）何かに夢中になっている時や睡眠時は痛みを生じないことが多い
> 6）約60％で口腔乾燥感や味覚障害を伴う。口腔内に「ベタベタ」した感じや「渋柿の渋が張ったような」感じを訴えることもしばしばある

　本症はその特徴から「精神的なもの」「気のせい」等と片づけられることも多かったが、精神疾患既往のある患者は約20％にすぎない。また、精神科に紹介しても「歯科のことはわからない」等と言われることも多い。本症は最近の脳科学的知見から、脳内神経回路の活動性の異常により、脳のなかで痛みを出すような「エラー」が働いているのではないかと考えられている。治療には、三環系抗うつ薬等の中枢性に作用する薬剤が有効であるが、効果や副作用は個人差が大きく、それなりの知識と経験を要する。

　処方時は必ず全身的既往歴を確認する。とくに精神疾患の既往をもつ患者には薬物反応性が概して不良である。閉塞隅角緑内障、心血管系、糖尿病既往患者などは、かかりつけ医への対診が必須である。高齢者や循環器疾患既往患者には三環系抗うつ薬（TCA）を避け、ノルアドレナリン作動性・特異的セロトニン作動性抗うつ薬（NaSSA）等

症例1　舌痛症

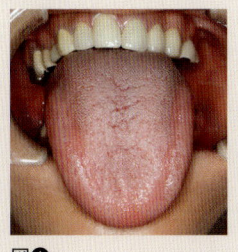

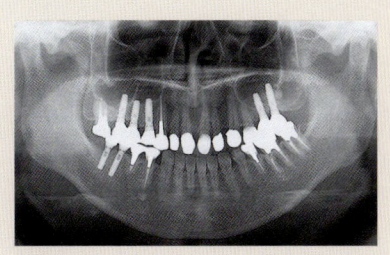

図❶

図❷

患者：40代後半、女性。介護職パート
主訴：舌の前方部がピリピリ痛い。銀紙を噛んだような味がする。
現病歴：X-2年インプラント治療後、舌のピリピリ感や銀紙を噛んだような味が出現。歯科口腔外科、耳鼻科など数件の医療機関を受診。主訴に相当する異常所見認めず、含嗽剤等も無効であったため、A大学病院耳鼻咽喉科より紹介来院。
全身既往歴：バセドウ病　卵巣腫瘍
精神科既往歴：特記事項なし
口腔外所見：顔貌は左右対称、顔面の知覚鈍麻や眼瞼結膜の貧血等も認められなかった。
口腔内所見：口腔内は湿潤し、舌に明らかなびらん、潰瘍、硬結、乳頭萎縮、およびアロディニア等は認められなかった(図❶)。
各種血液検査成績：特記すべき異常は認められなかった。
パノラマX線所見：特記事項なし(図❷)
症状経過：問診にて「いつまでも治らないのでは」といった不安を表明したものの、明らかな抑うつ症状は認められなかった。アミトリプチリン10mgから開始したが、蕁麻疹が出現したとのことで自己中断。プレガバリンへ変更。125mgまで漸増し疼痛は減少したものの、むくみがひどく出現したと訴え漸減中止。ミアンセリン10mgへ変更するも眠気が生じ服薬できなかった。ミルナシプラン12.5mgに変更したところ、とくに目立った副作用もなく症状の改善が得られた。

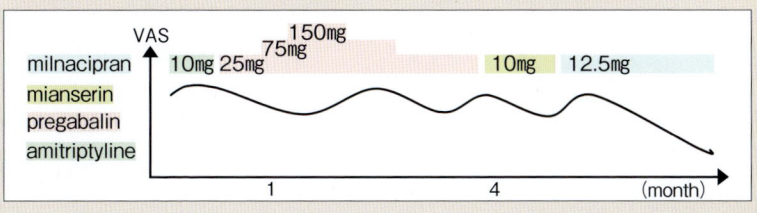

症例2　舌痛症

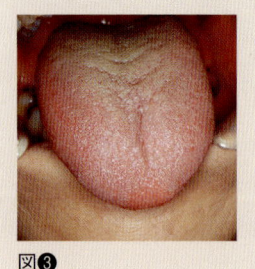

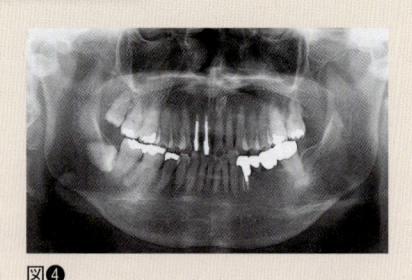

図❸

図❹

患者：60代後半、女性。主婦
主訴：舌の左縁や舌先にヒリヒリとした痛みがある。
現病歴：X-1年とくに誘因なく左側舌縁や舌尖部にヒリヒリとした痛みが出現。かかりつけ歯科にて歯面研磨や、耳鼻科にてビタミン剤の投与を受けるも症状不変。A病院口腔外科にてカンジダ菌検査等受けるも陰性で、含嗽剤を処方されるも無効のため、同院からの紹介にて来院した。
全身既往歴：脂質異常症
精神科既往歴：特記事項なし
口腔外所見：顔貌は左右対称、顔面の知覚鈍麻や眼瞼結膜の貧血等も認められなかった。
口腔内所見：口腔内は湿潤し、舌に明らかなびらん、潰瘍、硬結、乳頭萎縮およびアロディニア等は認められなかった（図❸）。
各種血液検査成績：特記すべき異常は認められなかった。
パノラマX線所見：特記事項なし（図❹）
症状経過：問診にて倦怠感や不安感を認めたものの、明らかな抑うつ症状は認められなかったため、アミトリプチリン10mgから開始。痛みの軽減がやや見られたため、アミトリプチリン30mgまで増量したところ、口渇が強く出現。継続困難のため20mgまで減量し、アリピプラゾール1mgを追加処方したところ、満足のいく症状の改善が得られた。

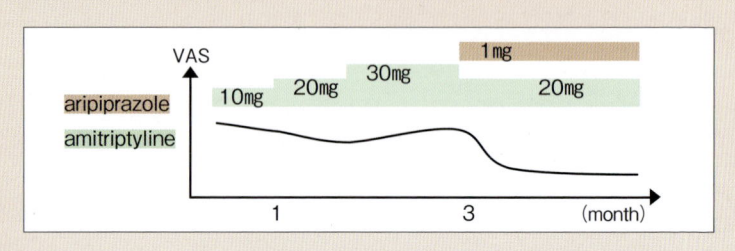

の投与から開始することが望ましい。

投薬のポイント

　舌痛症に抗うつ薬等を処方する目的は、あくまで口腔内の「痛み」の治療のためであり、「うつ病」を歯科で治療するのではないことをしっかり説明する。精神科に紹介しても「精神病と思われた」等と服薬拒否し、かえって治療が混乱する場合もある。通常は口腔領域に精通した歯科医師が薬物療法を加味するとうまくいくことが多い。高齢者などには「舌の神経痛のようなもの」等とたとえると理解が得られやすい。初期投与量は極少量から開始し、効果と副作用を勘案しながら漸増する。

処方例

比較的軽症の舌痛症

【プレガバリン（リリカ®カプセル）25mg　1C】
【クロナゼパム（リボトリール®錠）0.5mg　1T】
【トラマドール塩酸塩（トラマール®カプセル）25mg　1C】

　各々最少単位を就寝前1回から開始し、眠気やふらつきなどの副作用が容認できれば、1週間ごとに疼痛の寛解が得られるまで少量ずつ漸増する。軽症だから治りやすいとも限らず、「まだ痛みが残る」と遷延することもある。

　上記の薬剤は保険適応病名に「末梢性神経障害性疼痛」や「慢性疼痛」があるが、舌痛症としては保険適応外である。

中等症以上の舌痛症

【アミトリプチリン（トリプタノール®錠）1回10mgを1日3～4回　3～6ヵ月以上服用】*
【ミルタザピン（リフレックス®錠、レメロン®錠）1回15mgを1日1回
　（効果不十分の場合　2～3Tまで増量）】*
【ミルナシプラン塩酸塩（トレドミン®錠）1回12.5mgを1日2回
　（効果不十分の場合　1日50mgまで増量）】*　　　〔*保険適応外〕

　プレガバリンなどの上記薬剤の服用や増量が困難、効果発現が不十分の場合は、アミトリプチリンへの変更を検討する。初期投与量は10mg程度とする。効果発現もよいが、口渇、便秘、悪心などの副作用も出現しやすい。痛みの程度にもよるが、まずは10mgを就寝前に

1回投与開始し、必要に応じて2週間おきに1Tずつ、十分な効果が得られるまで増量していく。アミトリプチリンは毎食後に分服のほうが副作用は出にくい。疼痛の寛解が得られたら、最低3ヵ月〜半年ほど同量で維持し、その後漸減する。投薬中はかかりつけ内科において定期的に血液、心電図検査を依頼するとよい。他の全身疾患のためアミトリプチリンの服用が困難な場合は、ミルタザピン、ミルナシプラン等の比較的副作用の少ない新規抗うつ薬へ変更する。

社会保険診療報酬支払基金の審査情報提供事例287(平成24年9月24日)に『原則として「イミプラミン塩酸塩(内服薬)」を「末梢神経障害性疼痛」に対して処方した場合、当該使用事例を審査上認める。』とある。

抗うつ薬で効果発現の少ない舌痛症

【アミトリプチリン(トリプタノール®錠)1回10mgを1日3〜4回毎食後もしくは就寝前に服用】*

＋

【アリピプラゾール(エビリファイ®散)1回1.0mgを1日1回朝食後服用】*　　　　　　　　　　　　　　　(＊保険適応外)

　数ヵ月経過しても抗うつ薬単剤で効果発現が少ない、もしくは抗う

表❶　舌痛症治療に使用するおもな向精神薬(一部を除き保険適応外)

		おもな薬剤名	おもな副作用
抗うつ薬	三環系	アミトリプチリン 等	口渇、便秘、尿閉、起立性低血圧、体重増加、QT延長
	四環系	ミアンセリン 等	眠気、めまい、ふらつき、口渇
	SSRI(選択的セロトニン再取り込み阻害薬)	セルトラリン 等	嘔気、下痢、性機能障害
	SNRI(セロトニン・ノルアドレナリン再取り込み阻害薬)	ミルナシプラン 等	血圧上昇、頻脈、頭痛、尿閉
	NaSSA(ノルアドレナリン作動性・特異的セロトニン作動性抗うつ薬)	ミルタザピン	眠気、体重増加
抗てんかん薬	ベンゾジアゼピン系	クロナゼパム 等	眠気、ふらつき、常用量依存
抗精神病薬	ドパミン受容体部分作動薬	アリピプラゾール	不眠、そわそわ感、錐体外路症状、プロラクチン上昇
疼痛治療薬	神経障害性疼痛緩和薬	プレガバリン	眠気、めまい、浮腫、体重増加

つ薬服用が困難の場合は、1〜3mg程度の少量のアリピプラゾールの追加もしくは変更をする。まずは1mgを朝食後に1回投与開始し、1週間程後に手足の震え等の錐体外路症状や早朝覚醒等の副作用が出現していないか確認し、問題がなければそのままでしばらく維持するか、0.5mg単位で増量する。保険適応には「うつ状態」があるが、各地域の保険審査会により解釈が異なる。

知っておきたい投薬・キーポイント

日常臨床で遭遇する頻度の高い舌痛症への投薬

第1選択薬
プレガバリン（リリカ®カプセル）25mg
1回1カプセル 1日1回 就寝前（効果をみながら1週間おきに漸増）*
クロナゼパム（リボトリール®錠）0.5mg
1回1錠 1日3回 毎食後 7日分（副作用により増減）*
第2選択薬
アミトリプチリン（トリプタノール®錠）10mg
1回1錠 1日1回 就寝前（副作用、効果発現をみながら増減）*
ミルタザピン（リフレックス®錠、レメロン®錠）15mg
1回1錠 1日1回 就寝前（副作用、効果発現をみながら増減）*

＊保険適応外

留意点：
■ 全身疾患などへの対応
　処方時は必ず全身的既往歴を確認する。閉塞隅角緑内障には禁忌の薬が多いため、必ず眼科医に対診する。またTCAは、心筋梗塞回復初期、心筋の伝導障害による虚血性心疾患に注意する。アリピプラゾールは低頻度ながらも血糖値上昇の可能性があるため、内科医との密な連携が必要である。
■ 注意すべきおもな副作用、相互作用
　TCAやNaSSA、クロナゼパムは、眠気、ふらつきが出現することが多いので、高齢者の転倒に注意する。また、高齢者ではTCA投与により記憶障害やせん妄が出現しやすいので最初からアリピプラゾールで開始することがある。NaSSAでは食欲増進による体重増加にも注意する。また、トラマドールは抗うつ薬との併用を避ける。

2 口腔カンジダ症

上川善昭　永山知宏　浜田倫史
鹿児島大学医学部・歯学部附属病院 口腔顎顔面センター口腔外科

●●口腔カンジダ症とは

　口腔Candidaは口腔常在微生物であり、免疫能の低下による日和見感染や、抗菌薬の長期連用や消毒薬の多用による常在菌叢の破綻による菌交代として口腔カンジダ症が生じる。Candidaが口腔内で増殖し口腔に定着した状態が口腔カンジダ症である。主な起因属種である*Candida albicans*は酵母形と仮性菌糸形の二形性を示し、仮性菌糸を伸ばして口腔粘膜下へと浸潤する。これと異なり、*C. glabrata*は酵母形だけでしか存在しないが義歯と関連することや、*C. albicans*との混合感染が増加しているとの報告が増えている。薬物有害事象が少なく多用されているアゾール系薬剤は*C. albicans*に対しては効果が高いが、*C.glabrata*などのノンアルビカンスカンジダに対しての効果は低いとされている。義歯装着者の多い高齢者では*C.glabrata*が多く検出されるので注意を要する。

●●口腔カンジダ症の分類

　寺井（2007）らの偽膜性カンジダ症を白いカンジダ症、紅斑性カンジダ症を赤いカンジダ症とした分類法はわかりやすい分類である。

1）白い口腔カンジダ症（偽膜性カンジダ症）

　ぬぐい取れる白いかすが付着し、除去した下はびらんや発赤、潰瘍が認められる病変である。副腎皮質ホルモンや抗生物質の長期連用患者、免疫能の低下した患者に多い（図❶）。

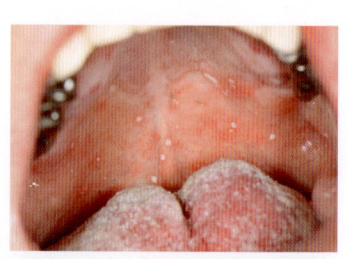

図❶　48歳、男性。糖尿病で治療中に口腔内の苦味と灼熱感を訴え内科より紹介されて来院。舌背に白苔と口蓋に点状の偽膜が認められた。カンジダ検査にて*C. albicans*が検出された

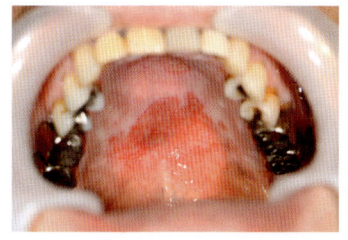

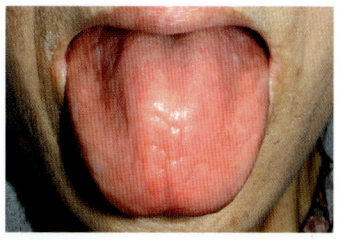

図❷ 54歳、男性。口内の灼熱感と味覚異常（苦み）を主訴に来院。口蓋病変ぬぐい液のグラム染色にて仮性菌糸が認められた。カンジダ検査にて*C. albicans*が検出された。口蓋の発赤と舌背の発赤、平滑が認められた

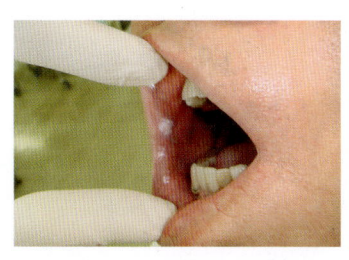

図❸ 60歳、男性。右口角部頬粘膜の白斑を伴う腫瘤形成を主訴に来院。カンジダ検査にて*C. albicans*が検出された

2）赤い口腔カンジダ症（紅斑性、萎縮性カンジダ症）

　舌乳頭が消失し平滑舌となっていたり、発赤し灼熱感、疼痛や苦味を伴ったりする。口腔粘膜は粘膜下の毛細血管色を反映して赤いので紅斑性病変は見逃されやすい。周囲粘膜と比較して赤いことを見逃すと、器質的変化がないとされ、いわゆる舌痛症と診断された結果、向精神薬が処方され難治化する。注意深い観察（視診）を行い、周囲粘膜より赤くなっていることを確認することが重要である（図❷）。舌痛を伴う疾患で、紅斑性口腔カンジダ症は舌痛や灼熱感が抗真菌薬により改善するが、いわゆる舌痛症（器質的な問題はない）ではCandidaとは関連しないので抗真菌薬は奏効しない。

3）厚くなる口腔カンジダ症（肥厚性カンジダ症、カンジダ性白板）

　粘膜が厚く硬くなる疾患で、腫瘤や白板を形成する（図❸）。腫瘍を疑い生検や切除が施行されることも多い。病理学的にCandidaが認められ、抗真菌薬にて改善される症例は肥厚性口腔カンジダ症であるが、悪性疾患との鑑別で生検が必要なこともある。

4）ささくれる、ただれる（潰瘍性）口腔カンジダ症

　潰瘍性口腔カンジダ症（図❹a、b）、剥離性（ささくれる）口唇炎、口

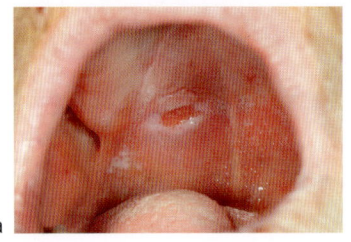

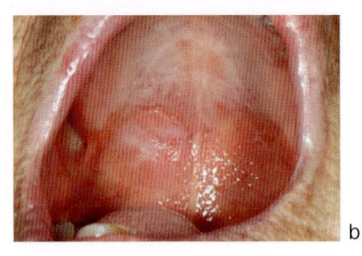

図❹
a：72歳、女性。口蓋粘膜に潰瘍形成を認め、義歯調整や副腎皮質ホルモン軟膏を塗布したが軽快しないので紹介されて来院。強い接触痛が認められたが硬結は認められなかった
b：病変部のカンジダ検査にて C. albicans と C. glabrata が検出された。ミコナゾールゲルを1日5g（毎食後と寝る前）に7日間使用したところ軽快した

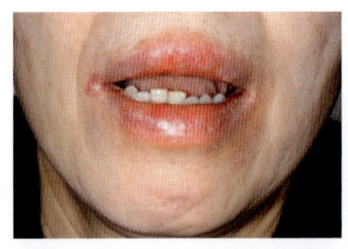

図❺　46歳、女性。右口角と口唇の剝離性炎症を主訴に来院。落屑から C. albicans が検出された

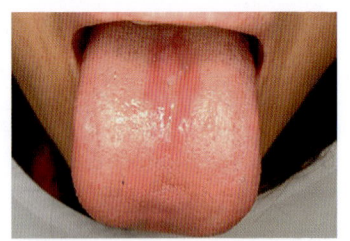

図❻　45歳、女性。舌背部の発赤と灼熱感を主訴に来院。同部のぬぐい液から C. albicans が検出された

角炎（**図❺**）がある。副腎皮質ホルモン軟膏を塗布して一時的によくなったが再発するものはカンジダ検査を行い、陽性であれば抗真菌薬を使用すると劇的に改善する。ただし、潰瘍やびらんでは舌がんや悪性化しやすい紅板症との鑑別診断が重要で専門医の診察が必要である。
5）その他の口腔カンジダ症
　正中菱形舌炎は舌背中央部の菱形の赤い病変（**図❻**）で、発生期の奇形とされてきたが、Candida性疾患で抗真菌薬が奏効する。咬合痛を訴え義歯床下粘膜に発赤が認められる義歯性口腔カンジダ症では（**図❼**）、義歯不適合による外傷性疾患とされ、義歯調整のみが行われ難治化していることが多い。このような症例ではCandida検査で陽性であれば抗真菌薬にて劇的に改善する。義歯は川崎（2009）らが報告しているように、その表面形状からカンジダが付着しやすく口腔Candidaのリザーバーとなっていることが多い。

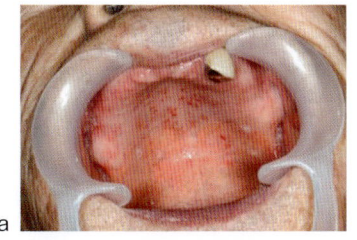

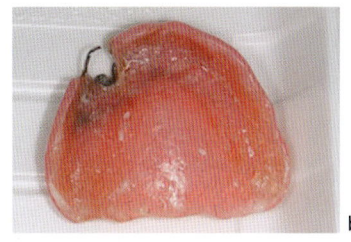

図❼
a：72歳、男性。咬合時の疼痛を訴えて義歯調整を行ったが軽快せずに紹介され受診。口蓋部に点状発赤が認められた。カンジダ検査にて*C. albicans*と*C. glabrata*が検出された
b：義歯表面には点状発赤に相当した義歯床粘膜面にデンチャープラークが認められた

　口腔白板症や口腔扁平苔癬では、副腎皮質ホルモン軟膏が長期連用された結果、口腔カンジダ症を併発していることがある。このような症例でもカンジダ検査を行う必要がある。
　悪性腫瘍の治療では、化学療法や放射線治療で口腔粘膜炎や口腔乾燥が生じやすい。口腔粘膜炎では粘膜のバリアーが破綻するのでCandidaは容易に粘膜下へ侵入し、口腔カンジダ症が生じる。また、口腔乾燥では唾液による自浄作用が低下し、口腔カンジダ症になりやすい。

処方例

　本邦で口腔カンジダ症に保険適応をもつ抗真菌薬は、①ファンギゾン®シロップ（ブリストル）、②フロリード®ゲル経口用2％（持田製薬、昭和薬品化工）、③イトリゾール®カプセル50（ヤンセン）、④イトリゾール®内用液（ヤンセン）がある。後発品として、⑤ハリゾンシロップ（富士製薬工業）、⑥イトラート®カプセル50（沢井製薬）がある。

薬剤選択法のポイントと処方例
■剤型により選択する。
①口腔内にまんべんなく使用するには液剤が有効である。
【アムホテリシンBシロップ（ファンギゾン®シロップ100mg/mL）1日3回、1回1mLを舌で患部に広く行き渡らせ、できるだけ長く含んだ後嚥下する。8日分】

症例　剥離性口唇炎

患者：48歳、女性
主訴：唇の荒れが治らない。
病歴：20年前より唇の荒れが治らない。副腎皮質ホルモン軟膏を連用しているが軽快しなかった。
口腔内所見：薄い白色舌苔が認められた。
口腔外所見：剥離性の口唇炎が認められた（図❽）。
診断：剥離性口唇炎、口腔カンジダ症
経過：落屑の鏡検（グラム染色）にて酵母と仮性菌糸が認められた。落屑の培養にて *C. albicans* が検出された。ミコナゾールゲル剤（フロリード®ゲル2％経口用）を1日5g（毎食後と眠前の4回）口腔内と口唇にまんべんなく塗り、嚥下し使用したところ7日で症状は消退した（図❾）。
注意点：MCZ gel剤は口唇だけではなく、口腔内にも使用する。
口腔内のCandidaが原因である。

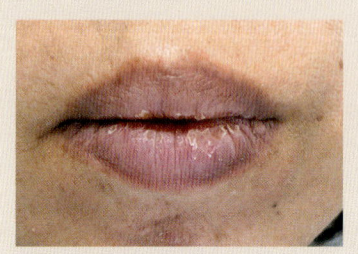

図❽　初診時。落屑の培養にて *C. albicans* が検出された

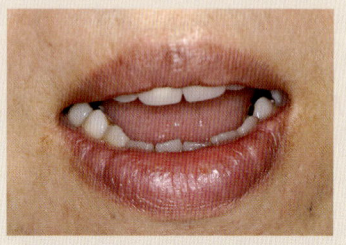

図❾　治療後。MCZ gel剤にて治療したところ、剥離性の口唇炎は消退し再発は認められない

　刺激が強くて使用できないときは、コップ1/4の水（約50mL）に1mL入れて希釈して使用する。
　口腔や咽頭部に広くゆきわたり、効果が高い。原液（1回1mL、毎食後）を使用すると高い効果が得られるが、刺激が強く痛みを感じることがある。
【イトラコナゾール内用液（イトリゾール®内用液1％）、1日1回、20mL、口腔内に行きわたらせて飲み下す（下痢が生じたら1回10mLを1日2回　朝、夕食後）。14日分】

表❶　アゾール系抗真菌薬の併用禁忌薬〔商品名（一般名）〕

オーラップ（ピモジド）、ベプリコール（ベプリジル）、キニジン、ハルシオン（トリアゾラム）、リポバス（シンバスタチン）、カルブロック（アゼルニジピン）、レザルタス（アゼルニジピン）、バイミカード（ニソルジピン）、クリアミン（エルゴタミン）、ジヒデルゴット（ジヒドロエルゴタミン）、レビトラ（バルデナフィル）、セララ（エプレレノン）、ロナセン（ブロナンセリン）、レバチオ（シルデナフィル）、アドシルカ（タダラフィル）、ラジレス（アリスキレン）、プラザキサ（ダビガトラン）、イグザレルト（リバーロキサバン）など

　口腔に含み行きわたらせた後に飲み下す。Candidaへの直接作用と腸管からの血中移行による作用で二重に効果をあらわし効果が高い。血中への移行は速やかで肥厚性口腔カンジダ症にも高い効果を示す。しかし、添加されたヒドロキシプロピル-β-シクロデキストリンにより下痢が生じやすいので注意が必要である。
②ゲル剤は口唇、口角や口腔局所に長時間高濃度で滞留するので効果が高い。
【ミコナゾールゲル（フロリード®ゲル経口用2％）1本5g・20g
1日5gを4回に分け、毎食後と寝る前口腔内にまんべんなく塗り広げて飲み下す。14日分】
　口内、口角、口唇に塗布する。義歯装着者では義歯の粘膜面に塗布すると高い効果が得られる。
■ 対象カンジダ属種により選択する。
　Candida glabrataなどのノンアルビカンスCandidaに対するアゾール系のMCZやITCZの最小発育阻止濃度（MIC）は高く効果が低い、とされているのでAMPH-Bが効果的である。しかし、臨床的にはフロリード®ゲル経口用2％は局所に長時間MICを超える高濃度で滞留してCandidaに直接作用し、イトリゾール内用液1％も口腔内に含んだ後に飲むと、局所ではMICを超える高い濃度でCandidaに直接作用するので有効であることが多い。

全身疾患をもった患者では併用薬に注意する
　アゾール系のフロリード®ゲル経口用2％とイトリゾール®内用液1％は、薬物代謝酵素のCYP3A4を阻害するのでCYP3A4で代謝される薬とは併用できない（**表❶**）。

■ トリアゾラム(ハルシオン®)との併用には要注意

　併用薬としての頻度が高い、トリアゾラム(ハルシオン®、トリアゾラム®、ハルラック®、パルレオン®、アスコマーナ®、カムリトン®、トリアラム®、他)は併用禁忌である。併用すると、トリアゾラムの血中濃度が3倍、排泄半減期が6倍になる。イトリゾール®やフロリード®ゲル経口用とハルシオン®との併用で重篤な循環器への為害作用の症例も報告されているので注意が必要である。トリアゾラム内服中症例ではイトリゾール®内用液、フロリード®ゲル経口用を処方する際は睡眠導入剤の変更の依頼が必要となる。超短時間型睡眠導入剤のアモバン®、マイスリー®は代謝酵素がCYP3AのみでなくCYP2C9、CYP1A2と複数のため、薬剤濃度の著しい上昇がないため禁忌ではない。

■ ワーファリンの併用には要注意

　抗血栓薬であるワーファリンはアゾール系薬とは併用注意薬であるが、フロリード®ゲル経口用2％との併用で体内出血の報告があるので併用は控えるべきである。

【参考文献】

1) Scully C, et al. : Candida and Candidosis: A Review. Crit. Rev. in Oral Biol. and Med.: 5 (2) : 125-157,1994.
2) 上川善昭, 永山知宏, 他：口腔カンジダ症　病気の形態学. IX-8, 学際企画, 東京, 2011：280-283.
3) 山口英夫：病原性真菌と真菌症(改訂4版). 南山堂, 東京, 2007.
4) 川崎清嗣：有床義歯使用者の口腔カンジダ菌種に関する研究.口腔ケア学会雑誌, 3 (1)：44-47, 2009.
5) 上川善昭：口腔カンジダ症の基礎と臨床. 難病と在宅ケア, 15 (9)：62-66, 2009.
6) 上川善昭：口腔ケアに必要な口腔カンジダ症の基礎知識ー診断・治療と口腔ケアによる口腔カンジダ症の予防ー.口腔ケア学会雑誌, 4 (1)：17-23,2010.
7) 寺井陽彦, 島原政司：古くて新しい真菌症ー続・赤いカンジダ症ー.日本歯科評論, 67：137-145, 2007.
8) 岩渕博史, 角田和之, 内山公男, 他：ミコナゾールゲルの義歯基底面小量塗布療法. 歯科薬物療法, 19 (1)：22-27, 2000.
9) 山口英世, 榎本昭二, 他：口腔カンジダに対するitraconazole内溶液とカプセル薬による治療効果の比較. 日本化学療法学会雑誌, Vol 54 (S1)：18-31,2006.

知っておきたい投薬・キーポイント

剤型により選択

液　剤

アムホテリシンBシロップ（ファンギゾン®シロップ100mg/mL）
1日3回、1回1mLを舌で患部に広く行き渡らせ、できるだけ長く含んだ後嚥下する。8日分。
刺激が強くて使用できないときは、コップ1/4の水（約50mL）に1mL入れて希釈して使用する。

イトラコナゾール内用液（イトリゾール®内用液1％）、1日1回20mL、口腔内に行きわたらせて飲み下す（下痢が生じたら1回10mLを1日2回　朝、夕食後）。14日分

ゲル剤

ミコナゾールゲル（フロリード®ゲル経口用2％）1本5g・20g
1日5gを4回に分け、毎食後と寝る前口腔内にまんべんなく塗り広げて飲み下す。14日分

留意点：
■全身疾患をもった患者では併用薬に注意
　アゾール系のフロリード®ゲル経口用2％とイトリゾール®内用液1％は、薬物代謝酵素のCYP3A4を阻害するのでCYP3A4で代謝される薬とは併用できない。
①トリアゾラム（ハルシオン®）との併用には要注意
　併用薬としての頻度が高い、トリアゾラム（ハルシオン®他）は併用禁忌。
②ワーファリンの併用には要注意
　抗血栓薬であるワーファリンはアゾール系薬とは併用注意薬であるが、フロリードゲル®経口用2％との併用で体内出血の報告があるので併用は控えるべき。

3 口腔乾燥症

岩渕博史　神奈川歯科大学 顎顔面外科学講座

●●口腔乾燥症と薬物療法

　口腔乾燥症は、唾液量の減少を伴う口腔乾燥感でその原因は大きく分けて、①体液量の減少に伴い唾液量が減少するタイプ、②唾液分泌機能低下に伴い唾液量が減少するタイプ、がある。

１）体液量減少による口腔乾燥症

　原因は熱性疾患、下痢、尿崩症、糖尿病、多汗症、バセドウ病、心不全、腎不全、貧血、人工透析や利尿剤の服用、過度なアルコール摂取などがある。また、忘れてはいけないのが、進行がん患者や肺機能障害患者にみられる腹水や胸水の貯留である。

２）唾液分泌機能の低下に伴う口腔乾燥症

　原因は、唾液腺の分泌機能が直接低下したものとして加齢、唾液腺の炎症や腫瘍、シェーグレン症候群などの自己免疫疾患への罹患、がん化学療法や頭頸部領域への放射線照射、特殊なものとしてはGVHD、サルコイドーシス、AIDS、悪性リンパ腫への罹患がある。

　また、唾液分泌に関与する神経伝達系の障害により唾液分泌機能が低下したものとしては最も多いのが薬剤の副作用である。降圧剤（Ca拮抗剤）、向精神薬、抗不安薬、抗うつ薬、制吐剤、抗ヒスタミン剤、副交感神経遮断薬（抗コリン薬）などは唾液分泌機能を抑制する。その他には抑うつ状態、脳の障害、顔面神経や舌咽神経麻痺などがある。また、強いストレスや更年期障害でも唾液分泌機能が低下する。

　治療は原因療法の困難なことが多く、その場合には対症療法とならざるを得ない。対症療法の最終目標は口腔乾燥感の改善であり、その方法には従来より人工唾液、含嗽薬、保湿剤の使用などがある。しかし、唾液の役割を考慮すると最も理想的な方法は唾液分泌量の増加であり、口腔乾燥症治療薬（唾液分泌量促進薬）はこれを担うこととなる。わが国で使用可能な口腔乾燥症治療薬には、セビメリン塩酸塩水和物（サリグレン®、エボザック®）、ピロカルピン塩酸塩（サラジェン®）、

サリベート（サリベート®）があるが、セビメリン塩酸塩水和物の使用はシェーグレン症候群に伴う口腔乾燥症状の改善、ピロカルピン塩酸塩とサリベートは頭頸部領域への放射線治療またはシェーグレン症候群に伴う口腔乾燥症状の改善に限られている（表❶）。

表❶ 放射線治療に伴う口腔乾燥患者に対するピロカルピン塩酸塩の投与効果

安静時唾液増加率	200.3%
安静時唾液増加量	0.68mL/10分
口腔乾燥感改善率	53.5%
会話障害改善率	52.4%
補助療法の使用頻度改善率	27.2%

（医薬品インタビューフォーム、サラジェン®錠5mg.日本病院薬剤師会, 2005.9.より一部引用改変）

症例　シェーグレン症候群

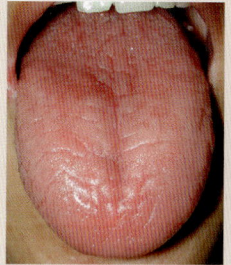

患者：66歳、女性
主訴：口の渇き、口腔内の疼痛。
現病歴：2〜3年前より軽度の口腔乾燥感を自覚するも年齢的なものと考え、放置していた。しかし、6ヵ月前より夜間口渇により覚醒するようになった。最近では水分がないと会話困難感が出現、舌の疼痛も伴ったため来院した（図❶）。
既往歴：高血圧症、高脂血症にて内服治療中
口腔外所見：特記事項なし
口腔内所見：口腔粘膜は乾燥し、舌乳頭は萎縮をしていた。
検査：ガムテスト；3.2mL/10min、

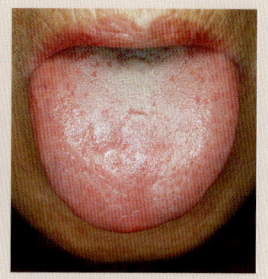

図❶　治療開始前　　図❷　治療1年後

シルマー試験；3/5mm、蛍光色素試験；両目とも陽性、唾液腺シンチグラフィー；機能低下あり、口唇生検；Focus score 1、抗SS-A/Ro抗体；陽性、抗SS-B/La抗体；陰性
診断：シェーグレン症候群
経過：セビメリン塩酸塩水和物1回30mg、1日3回毎食後の内服

と舌の乾燥感や疼痛を認めたときにはアズレンスルホン酸ナトリウム水和物にて適宜含嗽するように指示した。内服開始2日後、中程度の嘔気が出現したため、1日1回夕食後に内服するように指示した。その後、嘔気は7日程度で消失、内服開始1ヵ月後より1日2回朝夕食後の内服に増量するも嘔気の出現はなく、内服開始2ヵ月後より1日3回毎食後の内服に増量したが嘔気の出現はなかった。内服開始1年後にはガムテスト：5.2mL/10minまで増加した。口腔乾燥感は軽減し、舌の疼痛は消失した（図❷）。また、血液生化学検査にて異常値は認められていない。

注意点：セビメリン塩酸塩水和物やピロカルピン塩酸塩の内服を開始する際には、予め副作用の発現（セビメリン塩酸塩水和物では嘔気、ピロカルピン塩酸塩では多汗）と対処法（ステップアップ法や少量多分割投与法）を説明しておくことが重要である。

処方例

■第1選択薬
【セビメリン塩酸塩水和物（サリグレン®・エボザック®）1回30mg　1日3回（毎食後）】
または
【ピロカルピン塩酸塩（サラジェン®）1回5mg　1日3回（毎食後）】

■第2選択薬（第1選択薬が使用できない場合、または第1選択薬と併用で使用）
【サリベート（サリベート®）1本50g　1回に1〜2秒間口腔内に1日4〜5回噴霧】
　　（保険適応：頭頸部の放射線照射による唾液腺障害に基づく口腔乾燥症またはシェーグレン症候群による口腔乾燥症）

■第3選択薬（第1選択薬が使用できない場合、または第1、2選択薬と併用で使用）
①口渇、ネバ付き感（水分の付加による口内炎、急性歯肉炎、舌炎の治療）

【アズレンスルホン酸ナトリウム水和物・炭酸水素ナトリウム合薬(含嗽用ハチアズレ®顆粒
1回2gを適量(約100mL)の水に溶解、1日3回含嗽】
　(保険適応：口内炎、急性歯肉炎、舌炎など)
②口腔内の不快感(口腔内の消毒による清涼感の付与)
【ベンゼトニウム塩酸物(ネオステリン®グリーン)
2mLを水約100mLで50倍に薄め、1日3回含嗽】
　(保険適応：口腔内の消毒、など)
③舌痛、ザラ付き感(舌炎に対する口腔粘膜の保護)
【アズレンスルホン酸ナトリウム水和物(アズノール®うがい液)
5～7滴を適量(約100mL)の水に溶解、1日3回含嗽】
　(保険適応：口内炎、急性歯肉炎、舌炎など)

投薬する際の患者に対する注意

　セビメリン塩酸塩水和物（サリグレン®、エボザック®）、ピロカルピン塩酸塩（サラジェン®）は、主として唾液腺に存在するムスカリンM3受容体を介した副交感神経を刺激することにより唾液分泌を促進させる（図❸❹）。しかし、ムスカリンM3受容体は唾液分泌以外にも

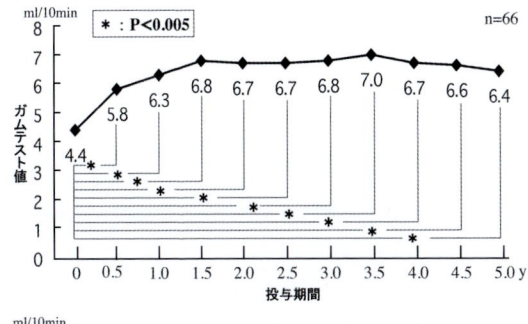

図❸　セビメリン塩酸塩水和物の投与によるガムテスト値の推移（岩渕博史，他：日口粘膜誌 16：33-39, 2010.より一部引用改変）

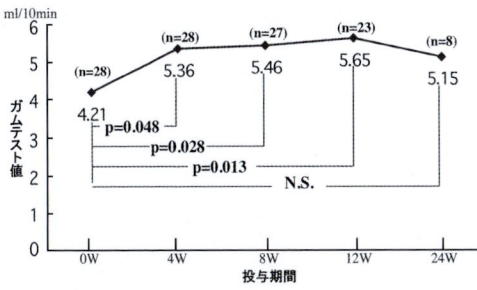

図❹　シェーグレン症候群に伴う口腔乾燥症患者に対するピロカルピン塩酸塩の投与によるガムテスト値の推移（岩渕博史,他：日口粘膜誌 14：31-38, 2008.より一部引用改変）

気管支、膀胱排尿筋、消化管平滑筋、眼毛様体筋、血管平滑筋などにも関与している。そのため重篤な虚血性心疾患、気管支喘息、消化器や膀胱頸部に閉塞のある症例、てんかん、パーキンソン病、虹彩炎のある症例では使用禁忌となっている。

①セビメリン塩酸塩水和物の副作用

　副作用はやや多く、概ね30〜50％台と報告されている。症状別では嘔気・嘔吐を代表とする消化器症状が最も多く、次に多汗、頻尿が多い。全副作用中、嘔気・嘔吐の発生頻度は15〜20％の報告が多い。嘔気・嘔吐は本剤を中止した理由で最も多い。また、血液生化学検査値異常の発生頻度は低く、程度も軽微なものである。この副作用の大部分が投与開始4週後以内に出現する。

　また、本剤は長期投薬においても新たな副作用が出現することは少ない。投薬5年後まで観察した報告でも、長期投与による副作用発現率の増加や未知の副作用の発生、血液生化学検査値異常の増加はみられていない。

②ピロカルピン塩酸塩の副作用

　副作用は多く、放射線治療およびシェーグレン症候群に伴う口腔乾燥症に対する本剤の副作用発現率は50〜90％台と報告されている。最も多いのは多汗で約1/3人の割合で発現している。次いで鼻汁、下痢の順で、セビメリン塩酸塩水和物で多くみられた嘔気や頻尿は多くない。血液生化学検査値異常はセビメリン塩酸塩水和物と同様で発生頻度は低く、その程度も軽度なものが多い。副作用による中止例は10〜30％で大部分が多汗である。また、セビメリン塩酸塩水和物では少ない頭痛の発生頻度が高い傾向がみられる。両薬剤ともに年齢・性別で副作用発生頻度に差はみられない。

*

　妊婦には、治療上の有益性が危険性を上回ると判断される場合にのみ投与することとされている（動物実験において、出生児の体重減少が確認されている、臨床試験における妊婦への投与のデータがないため）。

知っておきたい投薬・キーポイント

シェーグレン症候群や放射線照射に伴う口腔乾燥症への処方

第1選択薬

セビメリン塩酸塩水和物（サリグレン®・エボザック®）1回30mg 1日3回（毎食後）
または
ピロカルピン塩酸塩（サラジェン®）1回5mg　1日3回（毎食後）

- 徐々に効果が現れ、十分な投薬効果は6ヵ月から1年を要する。
- 投薬を中止すると効果は軽減または消失する。
- 長期間持続、長期投薬における薬剤耐性で効果の低下を考慮する必要は少ない。
- 長期投薬においても、血液生化学検査値異常の発現はほとんどない。

セビメリン塩酸塩水和物の副作用

- 最も多い嘔気にはいわゆる「慣れ」がみられ、1ヵ月程度で徐々に症状が軽減。多汗、頻尿については嘔気とは異なり「慣れ」はみられない。
- 嘔気や嘔吐を軽減させるため、投与開始時 セビメリン塩酸塩水和物 1日1カプセル（30mg）、その後、消化器症状をみながら1～2週間単位で2カプセル（60mg）、3カプセル（90mg）と徐々に増量する（ステップアップ法）が有効とされている。
- 長期投与においても血液生化学検査値異常の発現は、ほとんどない。

ピロカルピン塩酸塩の副作用

- 最も多い多汗では「慣れ」はみられない。
- 多汗や頻尿には、1回投与量を減量し、1日の投与回数を4回に増加した少量多分割投与法（1回投与量を1/2錠とし、1日4回内服）が考案されている〔保険適応外〕（表❷）。

表❷　少量多分割投与療法の成績。多汗の発現率と重症度の比較（岩渕博史,他：日口粘膜誌 16：17-23, 2010.より一部引用改変）　（平均値±SD）

	対照群	少量多分割法	P値
多汗発現率(%)	100.0	80.0	0.035
多汗重症度*	3.7±1.2	1.7±1.3	0.000

＊症状の強さはフェイス・スケールを用いて0〜5の6段階で評価した

- ピロカルピン塩酸塩の嘔気軽減にステップアップ法が有効であるかどうかのデータは少ないが、両剤の作用機序が類似しているので有効である可能性が高い。
- 長期投与においても血液生化学検査値異常の発現は、ほとんどない。

禁忌症や副作用で投薬が困難、効果が不十分な場合

薬剤のローテーション

- セビメリン塩酸塩水和物で強い嘔気のため服用の継続が困難な場合には、嘔気・嘔吐の副作用が比較的少ないピロカルピン塩酸塩への変更を考慮する。
- 多汗や頻尿の副作用が強い場合には、これら副作用の少ないセビメリン塩酸塩水和物に変更すると良好な結果が得られることが多い。

　これらの対策にもかかわらず、副作用が強い場合や効果が不十分である場合には、第2選択薬として人工唾液や含嗽薬を使用する。

第2選択薬

■人工唾液
　効果継続時間が短い、比較的味がよくないことから、十分に効果の評価を行ったうえで継続するか否かを判断する。

■含嗽薬
　使用する場合にはその目的を考える。
【口渇や粘つき感】
重曹含有の含嗽薬。重曹の効果により粘つきが軽減する。
【口腔の不快感】
ミントなど含有の含嗽薬。清涼感が得られる。
【舌痛やザラザラ感】
粘膜保護作用のある含嗽薬を選択。アルコール含有は口腔粘膜の荒れを助長するのでよくない。

留意点：
①シェーグレン症候群や放射線照射に伴う口腔乾燥症では、唾液分泌量を増加させる原因療法がないため、治療は対症療法となり長期に投薬を行う必要がある。
②唾液の口腔内での働きを考慮すると、セビメリン塩酸塩水和物やピロカルピン塩酸塩の投与開始は速やかに行うことが望ましい。
③セビメリン塩酸塩水和物およびピロカルピン塩酸塩は、長期投薬においても副作用発現頻度の上昇や薬剤耐性による効果低下を懸念する必要は少ない。
④効果発現には時間を要し、中止すると効果は軽減または消失する。
⑤シェーグレン症候群により腺組織が高度に破壊されてしまうと投薬効果が得られ難い。

4　口内炎

金川昭啓　山口県立総合医療センター 歯科口腔外科

　口内炎とは、口腔粘膜の比較的広範囲の炎症状態を示し、舌、歯肉、口唇などの特定の部位に限局している場合は、その部位の名称を付けて舌炎、歯肉炎、口唇炎と呼ばれている。その症状により、①カタル性、②潰瘍性、③壊死性、④アフタ性などに分類される。

●●病型分類

1）カタル性口内炎（Catarrhalic stomatitis）

　カタル性口内炎とは、粘膜の表在性の発赤を主体とする口内炎をいう。

2）壊死性口内炎（Necrotizing stomatitis）

　急性壊死性潰瘍性歯肉炎、壊死性潰瘍性歯周炎および壊死性口内炎は包括され、壊死性歯肉口内炎（necrotizing gingivostomatitis）と呼ばれている。嫌気性菌（*Treponema*属を含む）を主体とする細菌感染症である。青年期に多く発症し、歯肉痛（接触痛、自発痛）、歯間乳頭の壊死あるいは潰瘍形成、歯肉出血を主な特徴とする。口臭や病変部の偽膜形成も認められる。

　病状が進行すると発熱、リンパ節の腫大、全身の倦怠感を伴うことがある。病状の進行をみると、1. 歯間乳頭先端のみに壊死形成、2. 歯間乳頭全体が壊死、3. 歯肉縁に壊死が拡大、4. 付着歯肉に壊死が拡大、5. 隣接粘膜へ壊死が拡大、6. 歯槽骨が露出して骨も壊死、7. 頬部皮膚に壊死が波及し穿孔を来す（図❶～❺）。

　発症因子としては、①壊死性歯肉口内炎の既往歴、②口腔衛生不良、③睡眠不足、④種々のストレス、⑤栄養不良、⑥全身性疾患、⑦大量の飲酒、⑧喫煙、⑨年齢（20歳代）が重要視されている。

　治療は、抗菌薬療法に含嗽療法を併用する。経口摂取困難があれば栄養管理も行う。

症例1　壊死性歯肉口内炎

患者：62歳、男性
主訴：上顎前歯部口蓋側、下顎前歯部舌側の歯肉縁に潰瘍形成（図❶）
細菌検査：*Micromonas micros*、*Peptostreptococcus anaerobius*、*Peptostreptococcus* spp.、*Actinomyces meyeri*、*Actinomyces* spp.、嫌気性グラム陽性桿菌、*Prevotella intermedia*、*Campylobacter gracilis*、*Dialister pneumosintes*、*Veillonella* spp. の合計10株の嫌気性菌が分離された®。
治療：ジスロマック® 2錠（1×昼食後）3日間　アズノール含嗽水8日間、ロキソニン® 3錠（3×毎食前）3日間による治療を行い改善した。

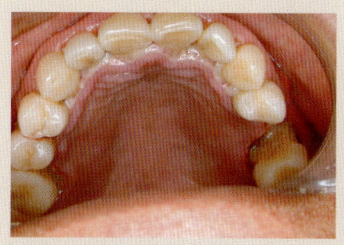

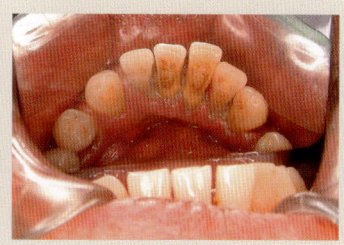

図❶　上顎前歯部口蓋側、下顎前歯部舌側の歯肉縁に潰瘍形成

症例2　壊死性歯肉口内炎

患者：62歳、男性
現病歴：糖尿病、リウマチ　プレドニン5mg服用中
3 4 5 歯肉の潰瘍形成と骨露出（図❷）。3日後に潰瘍は改善（図❸）。1ヵ月後に歯肉は欠損し歯槽骨も一部壊死脱落（図❹）。その20日後に3 4 が自然脱落し歯槽骨が露出（図❺）。

細菌検査：*Peptostreptococcus anaerobius*、嫌気性グラム陽性桿菌3株、*Veillonella* spp.、*Prevotella intermedia*、*Prevotella melaninogenica*、*Prevotella* spp.、*Fusobacterium* spp.、嫌気性グラム陰性桿菌1株の合計10株の嫌気性菌が分離された。

ダラシン6cap（3×毎食後）7日

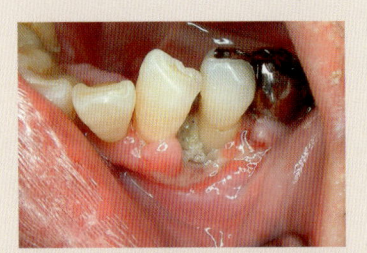

図❷ 345̲歯肉の潰瘍形成と骨露出

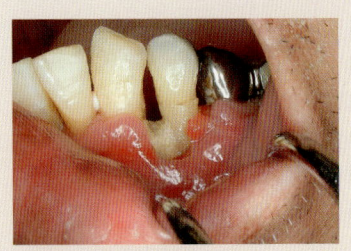

図❸ 3日後に潰瘍は改善

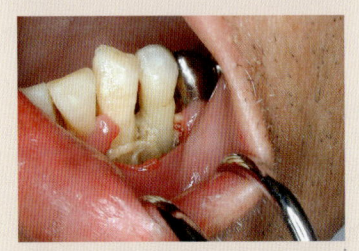

図❹ 1ヵ月後に歯肉は欠損し歯槽骨も一部壊死脱落

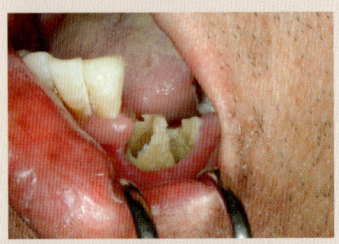

図❺ その20日後に34̲が自然脱落し歯槽骨が露出

間、イソジン®ガーグルによる治療を開始。その後、洗浄を継続して露出した歯槽骨は自然脱落し治癒した。

3）アフタ性口内炎（Aphtha：単数　Aphthae：複数）
　アフタとは粘膜における直径1〜10mm程度の円形ないし類円形の境界明瞭な比較的浅い潰瘍で、潰瘍面は灰白色の偽膜に被われ、周囲に紅暈を伴うものをいう。症状名であり疾患名ではない。
①孤立性アフタ（Solitary aphtha）
　アフタが1個のみで非再発性の場合を孤立性アフタと呼ぶ（図❻❼）。

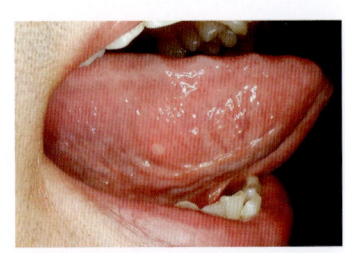

図❻　孤立性アフタ（舌下面）

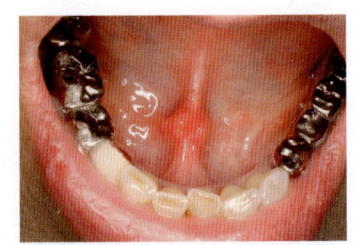

図❼　孤立性アフタ（舌下小丘）

②再発性アフタ（Recurrent aphthae、Recurrent aphthous ulcers：RAU、Recurrent aphthous stomatitis：RAS）

　アフタが1～多数個、数日から数ヵ月の間隔で定期的あるいは不定期的に再発を繰り返す場合を再発性アフタと呼ぶ。原因は不明である。好発初発年齢は10～20代であるが、壮年期にも好発する。
　潰瘍は可動性粘膜（非角化粘膜）に発症することが多いが、まれに歯肉、舌背粘膜、硬口蓋粘膜にもみられる。潰瘍は接触痛、自発痛などの疼痛を伴う。潰瘍が多発すると経口摂取が困難となり、嚥下困難もみられる。再発性アフタは疾患名であるが、アフタ性口内炎は症状名のため同義語ではない。

再発性アフタの臨床的病型分類
　小アフタ型、大アフタ型、ヘルペス型と3つの病型がある。再発時には、通常は1つの病型のみであるが、2つの病型が共存することもある。さらに、常に同じ病型を繰り返すとは限らず、他の病型に変化することもある。

■小アフタ型（Minor aphthae、Minor aphthous ulcers）
　3つのなかで、最も頻度が多く、全体の約80％を占める。潰瘍は1～10mm大で、その数は1～5個である。口唇、頬粘膜、口底粘膜が好発部位であるが、歯肉、舌背粘膜、硬口蓋粘膜にもみられることがある。潰瘍は10～14日間持続し瘢痕なく治癒する。定期的に再発することが多い。

■大アフタ型（Major aphthae、Major aphthous ulcers）
　小アフタ型と比べると潰瘍は大きく、深く、辺縁は不整である。そのため接触痛や自発痛などの疼痛は強く、重症である。全体の約10％を占める。潰瘍は10mmないしそれ以上となる。いずれの粘膜にも発症するが、口唇や軟口蓋、口峡がその好発部位である。潰瘍は1ヵ月以上持続し、瘢痕治癒することが多い。不定期的に再発することが多い。

■ヘルペス型（Herpetiform aphthae、Herpetiform ulcers）
　他の2つのタイプと異なり、女性に多い傾向がある。1～2mm大の潰瘍が多発するため疼痛は非常に強い。潰瘍数は時に50～100個に達することがある。潰瘍が互いに融合して大きく、不整な潰瘍になる。

症例3　再発性アフタ（ヘルペス型）

患者：18歳、男性
　中学生の頃に初発し、以後月1回のペースで再燃。上下唇粘膜に多数のアフタを形成。融合し不整な潰瘍を形成。上下唇粘膜にやや深い潰瘍も形成。14日間で自然治癒。

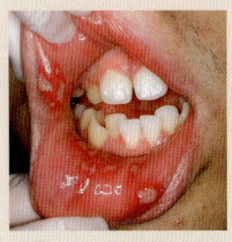

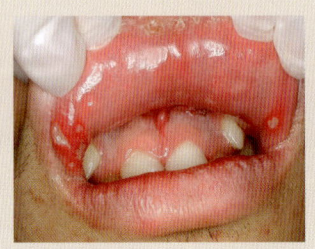

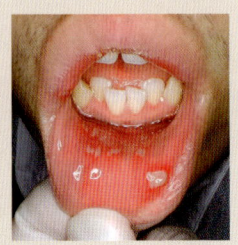

図❽　上下唇粘膜に多数のアフタを形成

　全体の約10％を占める。臨床的にはヘルペス性潰瘍に類似しているが、原因はウイルスではなく、その好発部位が可動性粘膜に限局することから異なる。潰瘍は7〜14日間持続し瘢痕なく治癒する。不定期的に再発することが多い（図❽）。
　診断は病歴と臨床所見に基づいて行う。潰瘍のサイズ、潰瘍の数、潰瘍の部位や範囲などにより、疼痛の強さが異なる。たとえ1個でも、部位によっては疼痛が強く、経口摂取困難や嚥下困難を伴うこともある。疼痛の強さ、嚥下痛の有無および経口摂取量の程度などからその重症度を判定し治療を行う。
　理想とする治療は、再発の予防、再発回数や再発時の潰瘍数の減少などであるが、現時点ではそれらに対する有効な治療法は確立されておらず、疼痛の緩和と潰瘍の治癒促進を目標とする局所療法による対症療法が主となる。

4）ベーチェット病
　再発性口腔内アフタはベーチェット病の初発症状のなかで最も多く（90％）、経過中ではほぼ全例に認められる。臨床的にはベーチェット病におけるアフタと再発性アフタとの鑑別は困難である。診断基準では再発性口腔内アフタは必須で、1年間で3回以上のアフタを認め

症例4　再発性アフタ（ヘルペス型と大アフタ型の共存例）

患者：51歳、男性

上下唇粘膜にアフタが多発（図❾）。デキサルチン軟膏塗布とアズノール含嗽液（毎食前）による治療を開始して4日目には上下唇のアフタは改善傾向を示すも（図❿）、口峡部（口蓋舌弓部）に新たに大アフタ型のアフタを形成（図⓫）。

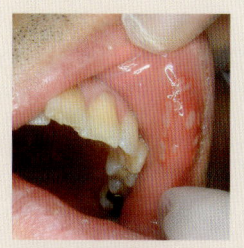

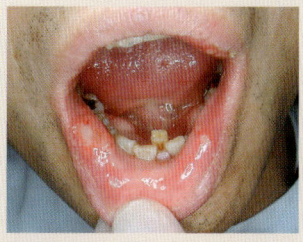

図❾　上下唇粘膜にアフタが多発

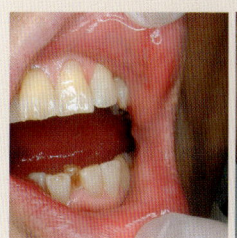

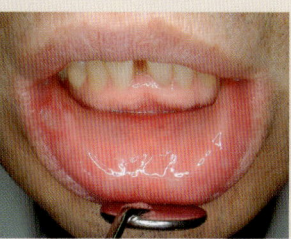

図❿　治療を開始して4日目には上下唇のアフタは改善傾向を示す

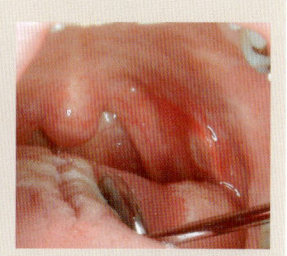

図⓫　口峡部（口蓋舌弓部）に新たに大アフタ型のアフタを形成

る必要がある。大アフタ型が多い傾向にあるが、3つの病型のいずれも認められる（図⓬⓭）。

処方例

局所療法
- 含嗽剤（抗炎症作用、肉芽新生と上皮形成促進作用）
- アズレンスルホン酸ナトリウム・炭酸水素ナトリウム

【含嗽用ハチアズレ®顆粒】
　1回2g　適量（約100mL）の水または微温湯に溶解　1日数回含嗽

> 症例5　ベーチェット病(不全型)に認められた下唇粘膜の大アフタ型潰瘍

患者：59歳、男性

39℃の発熱と全身倦怠感のため血液免疫内科に入院となり、プレドニン30mgによる薬物療法が行われ、46日目に瘢痕なく治癒した(図⓬⓭)。

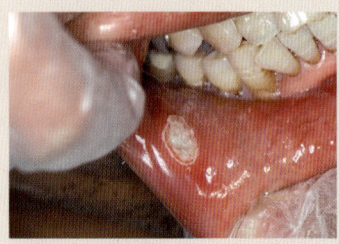

図⓬　下唇粘膜の大アフタ型潰瘍

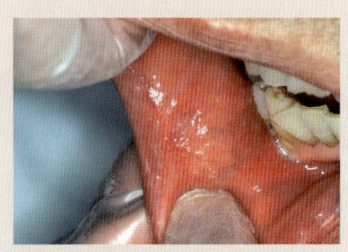

図⓭　治癒

- アズレンスルホン酸ナトリウム(水溶性アズレン)

【アズノール®細粒・錠・ガーグル・うがい液】
　1回4～6mg　適量(約100mL)の水または微温湯に溶解　1日数回含嗽

【アズノール含嗽液300mL(院内製剤：アズノール錠3錠＋4％キシロカイン6mL＋蒸留水適量)】
　毎食後または毎食前、就寝時の1日4回含嗽

- グルコン酸クロルヘキシジン
　含嗽：本邦では適応外

■ トローチ剤

- 塩化デカリニウム【SPトローチ0.25mg明治】
　1回1錠　1日6回　口腔内で溶解

- アズレンスルホン酸ナトリウム【アズノール®ST錠口腔用5mg】
　1回1錠　1日4回　左右いずれかの上顎の歯肉口唇移行部に挿入

■ 口腔用軟膏剤

- デキサメタゾン【アフタゾロン®口腔用軟膏0.1％、デキサルチン®口腔用軟膏1mg/g】＊

- トリアムシノロンアセトニド【ケナログ®口腔用軟膏0.1％】＊
　＊適量を1日1～数回塗布　適宜増減

- その他の口腔用薬（口腔粘膜付着剤）
  - トリアムシノロンアセトニド【アフタッチ®口腔用貼付剤25μg】
    1患部1回1錠　1日1～2回付着　適宜増減
    （潰瘍数が少なく、付着可能な部位の場合）
  - ベクロメタゾンプロピオン酸【サルコート®カプセル外用50μg】
    1回1capを1日2～3回　バブライザーを用いて患部に噴霧　適宜増減
    （軟口蓋、口峡などの口腔用軟膏剤の塗布が難しい場合）
- 副腎皮質ホルモン剤による含嗽療法
  - デキサメタゾン【デカドロン®エリキシル0.01％】
    成人0.5～8mg（本剤5～80mL）を1～4回に分割含嗽（本来は内服薬で難治性口内炎の適応あり）
- 副腎皮質ホルモン剤による局注療法：難治性の大アフタ型が適応
  - トリアムシノロンアセトニド【ケナコルト-A®筋注用40mg/mL；水性懸濁注】
    2週間以上あけ1回2～40mg　局注
- 抗菌薬による含嗽療法（ミノサイクリン）：本邦では適応外
  静注用ミノマイシン200mgを10mLの蒸留水に溶解（2％水溶液）。3回に分割し、1回を5分間、計15分間含嗽。数日間施行。
- 表面麻酔薬【キシロカイン®ゼリー　適量、キシロカイン®ビスカス1回5～15mLを1日1～3回投与】（口内炎の疼痛緩和に対する適応なし）

全身療法
- 副腎皮質ホルモン剤内服【デキサメタゾン0.5～8mg　1日1～4回に分服、プレドニゾロン5～60mg　1日1～4回に分服など】
- 漢方薬
- 消炎鎮痛剤：歯痛や外傷、手術後および抜歯後の消炎・鎮痛が適応で口内炎の適応はないが、疼痛が強い場合に使用。
- レバミゾール、サリドマイド：本邦では適応外

軽症例の治療
自然経過で改善する例もあるが、疼痛が強い場合には副腎皮質ステ

ロイド含有の口腔用軟膏剤、口腔粘膜付着剤、含嗽剤による治療を行う。これらだけでは疼痛のコントロールが難しい場合もあり、積極的に鎮痛消炎剤やキシロカインゼリーなどを用いることが望ましい。

潰瘍が多発する重症例（嚥下痛、経口摂取困難）
　口腔用軟膏剤、口腔粘膜付着剤の使用が難しくなり、経口摂取困難や嚥下痛なども加わるためアズノール含嗽液、消炎鎮痛剤、キシロカインゼリーなどによる疼痛のコントロールと経腸栄養剤（エンシュアリキッド®など）、栄養補助食品（テルミール®、エネビットゼリーなど）による栄養管理が重要となる。時に入院下で疼痛のコントロールと栄養管理を行うこともある。

知っておきたい投薬・キーポイント

再発性アフタの薬物療法

潰瘍数が少なく付着可能な部位の場合
アフタゾロン®口腔用軟膏0.1％、デキサルチン®口腔用軟膏1 mg/g ケナログ®口腔用軟膏0.1％の適量を1日1～数回塗布（適宜増減） アフタッチを患部に1回1錠ずつを1日1～2回付着（適宜増減）
潰瘍が多発し軟口蓋、口峡のような口腔用軟膏剤の塗布が難しい場合
サルコート®に1カプセルを1日2～3回、専用の小型噴霧器を用いて患部に噴霧（適宜増減） 　これらのなかで、アフタ性口内炎の適応があるのはアフタッチのみで、その他はびらんまたは潰瘍を伴う難治性口内炎および舌炎が適応となる。なお、使用する際は、潰瘍面が唾液でぬれていると塗布あるいは付着が難しくなるため、唾液を拭き取りある程度乾燥させて塗布することが重要である
含嗽剤
含嗽用ハチアズレ顆粒：1回1包（2g）を約100mLの水または微温湯に溶解し、1日数回含嗽（年齢、症状により適宜増減） アズノール含嗽液（院内処方）：毎食後または毎食前、就寝時の1日4回含嗽

> 含嗽剤と口腔用軟膏剤、口腔粘膜付着剤の併用
> ・抗炎症作用をもつ含嗽剤との併用により、さらに潰瘍の治癒促進を図る。毎食後に含嗽し、その後で口腔用軟膏剤、口腔粘膜付着剤を使用する
>
> ポビドンヨード(イソジン®ガーグル)は感染予防、口腔内の消毒が効能で、副作用として粘膜に対する刺激感があるため使用は控えたほうが望ましい

留意点：
①治療期間
　小アフタ型、ヘルペス型では通常は約2週間の治療期間で改善するが、大アフタ型の場合には、1ヵ月以上持続するために、常に悪性腫瘍との鑑別を念頭におき対応する。
②小児への投与
　デキサルチン®口腔用軟膏、サルコート®では長期連用により発育障害を来すおそれがある。
③副作用
　口腔用軟膏剤や口腔粘膜付着剤は内服の副腎皮質ホルモン剤と比べると、副作用は少ない。局所的には、口腔カンジダ症、細菌感染症、過敏症を、全身的には薬剤が口腔粘膜(潰瘍面)から吸収されるために長期連用や汎用すると下垂体や副腎皮質機能抑制を引き起こす可能性がある。最も頻度の高い副作用は口腔カンジダ症である。なかでもアフタッチとサルコートでは副作用として「口腔の感染症：カンジダ症」と明記されており、頻度の高い薬剤と思われる。
④口腔用軟膏剤、口腔粘膜付着剤には潰瘍の治癒促進作用はあるが、含嗽剤と口腔用軟膏剤、口腔粘膜付着剤の併用を行っても疼痛のコントロールが不十分なこともあり、消炎鎮痛剤やキシロカインゼリーなどの適応外医薬品を適宜使用せざるを得ないこともある。アズノール含嗽液や消炎鎮痛剤は毎食前に使用して疼痛を緩和し、経口摂取量の維持に努めることが重要である。

5　口腔扁平苔癬

松井義郎　香川大学医学部 歯科口腔外科学講座

●●扁平苔癬
- 本態：皮膚や粘膜に生じる角化異常を伴う炎症性疾患である。
- 疫学：口腔の罹患率は0.02〜0.2％程度といわれ、女性にやや多い。好発年齢は40〜50歳代と報告されている。
- 好発部位：歯冠、あるいは咬合面に相対する頬粘膜に好発し、左右対称に生じることも多い。舌や口唇、口蓋、歯肉にも生じる。
- 他覚症状：一般的には肉眼的に幅1〜2mmのレース状、網状、線状、環状を呈する白色病変を認め、その周囲には発赤がみられる。形は日時の経過に伴って変化し、二次的にびらんや潰瘍を形成することがある。

　病変の性状は発生部位により多少異なり、頬粘膜では白色の主病変以外に、発赤やびらん、潰瘍、ときに小水疱を伴うことがあり、病変が長期間持続すると、色素沈着をみたり、瘢痕が形成されたりすることもある。舌では、小豆大〜大豆大の境界明瞭な白色斑状でやや隆起することもある。病変部の舌乳頭は消失し、触るとやや硬く痛みを伴う。歯肉の病変では、び漫性の紅潮と萎縮がみられる。
- 自覚症状：症状が軽いときには、口の中の荒れ、不快感、味覚異常、灼熱感などとして自覚される。症状が強くなると、食物がしみたり、接触痛を生じたり、出血するようになる。
- 経過：一般に難治性で慢性の経過をたどり、病悩期間は1〜10年程度のものが多いとされる。網状型は自然治癒することもあるが、潰瘍型では期待できない。また慢性炎症を繰り返すために、まれにがん化することもある。
- 原因：自己免疫疾患、歯科用金属などに対するアレルギー、遺伝的素因、ストレスなどの精神的要因、代謝障害のほか、外傷性、細菌性、ウイルス性、糸状菌性、中毒性、神経または神経原性要因も考えられているが、正確な原因は不明である。促進因子として口腔内清掃不良、喫煙などがあげられている。

■鑑別診断：扁平上皮がん、白板症、尋常性天疱瘡、多形性紅斑などとの鑑別が必要である。
■治療：原因が不明で確実な治療法がないために、自覚症状がなければ積極的な治療は不要ともいわれる。しかし、まれにがん化することがあるので、経過観察は必要である。一方、しみる、痛いといった症状があれば、対症療法として薬物療法により症状の緩和を図るとともに、その原因と考えられる要因の除去に努める。

処方例

1）ステロイド軟膏
　多くの場合、まずステロイド軟膏を使う。
【デキサメタゾン（アフタゾロン®口腔用軟膏0.1%、デキサルチン®口腔用軟膏1mg/1g）、トリアムシノロンアセトニド（ケナログ®口腔用軟膏0.1%）、などを1日1～数回、患部に塗布】
　なお回数は症状により適宜増減する。とくにびらん型には効果がある。同治療は4～24週間ほど行われるが、長期に使用すると口腔カンジダ症が発症しやすくなるため、症状が改善しないときには、他の療法を考慮する。

2）含嗽剤
　徹底した歯面清掃にあわせて、補助的な役割として、
【ベンゼトニウム塩化物（ネオステリン®グリーンうがい液0.2%）、アズレンスルホン酸（アズノール®うがい液4%）などのうがい薬を、それぞれの添付文書の指示に従って希釈し、1日数回うがいする】

3）ビタミンA誘導酸
　諸治療が無効だった場合、および重症時に適応をもつ。
【エトレチナート（チガソン®）1日40～50mgを2～3回にわけて2～4週間、経口投与。最高量は75mgまで】

4）セファランチン（セファランチン®）
　セファランチンはアルカロイド製剤で、本来は白血球減少症や円形脱毛症に適応をもつ薬剤であるが、抗アレルギー作用、末梢血管拡張作用をもち、通常量（1.5～6mg）の10倍程度を服用すると、症状が改善することがあるといわれる〔保険適応外〕。
【セファランチン® 20～30mg/day　4週間投与】

5）イルソグラジンマレイン酸塩（ガスロンN®）

　胃炎や胃潰瘍の治療薬として使用されている薬。炎症性サイトカインの産生抑制、細胞情報伝達の促進、バリア機能の増強といった粘膜防御機能の強化が期待できる。

【1回2mg（1錠）、朝と夕の2回服用】により、良好な結果が得られたとの報告がある〔保険適応外〕。

6）タクロリムス水和物（プロトピック®軟膏0.1%〔5g〕）

　1999年に世界で初めて効果が報告された新しい治療方法。免疫抑制剤であるタクロリムス水和物の軟膏を1日1～3回、2～3週間塗ると、症状が改善するとされる。皮膚に比べて、粘膜は薬剤を吸収しやすいので、ごく少量を限られた範囲に使用する。なお使用上の注意には「皮膚以外の部位（粘膜等）には使用しないこと」と記載されている。

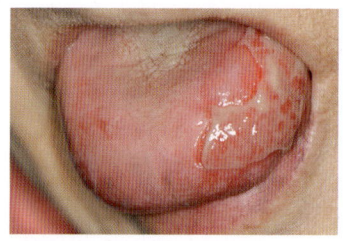

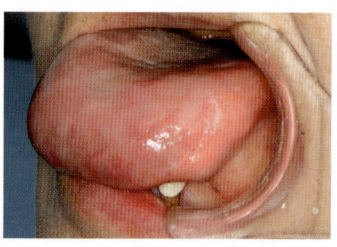

図❶　舌の扁平苔癬。ガスロンN®無効例、プロトピック軟膏0.1%®の塗布。
左：開始時、右：2ヵ月後

7）アロプリノール〔保険適応外〕

　アロプリノールが活性酸素と反応してオキシプリノールになることにより、フリーラジカル産生による細胞障害を抑制するといわれる。発赤やびらんを伴う症例にとくに有効で、それらを伴わない網状型や白斑型には効果が弱いとされる。薬剤調整法および用法は以下の通り。

製剤方法
アロプリノール（粉砕）　500mg（ザイロリック®錠100　5錠） ヒドロキシプロピルセルロース　5g 　混和し、篩にかける。滅菌精製水を適量加えて強く振とうし、一夜放置後、滅菌精製水で全量を500mLにする（無菌操作法）
用　法
1回20mL　1日3回 　よく振ったのち、口腔内に5分間含んで行きわたらせた後、排出する。30分間は飲食しない

症例　両側頬粘膜扁平苔癬

患者：81歳、女性
主訴：頬粘膜、下歯肉の疼痛

　6ヵ月ぐらい前から、両側の頬粘膜が食事時にしみるようになった。最近になり症状が強くなり、下歯肉に症状が出てきたので来院。
所見：両側頬粘膜の一部にびらんを伴う発赤や線状、環状の白色病変を認める（図❷）。
診断：両側頬粘膜扁平苔癬
経過：初診日に、できるだけ歯を磨くように指導するとともに、毎食後と就寝前には、アズノールで含嗽してから清潔な綿棒で局所に少量のケナログ®口腔用軟膏0.1%5gを塗るように処方した。同処方を6週間継続したが、自覚症状は一進一退を繰り返した。この時点で行った細菌検査で、*Candida albicans*が検出されたため、抗真菌薬を投与するとともに、薬剤をイルソグラジンマレイン酸塩（ガスロンN®）2mgに変更し、朝と夕の2回服用させた。

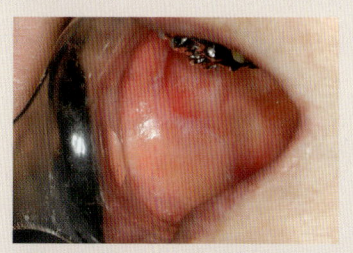

　その後の訴えと疼痛のVASスコア（疼痛なしを0mm、最大の痛みを100mmとして、患者の主観に基づいて、痛みの程度を距離で表現させた）は以下のとおりである。
2週間後；「しみたり、しみなかったり」（疼痛のVASスコア、69mm）
7週間後；「だいぶしみなくなった」（疼痛のVASスコア、32mm）
18週間後；「ずいぶんいろんなものが食べられるようになりました」（疼痛のVASスコア、17mm）

　この時点で、症状軽快と判断してイルソグラジンマレイン酸塩（ガスロンN®）投与を終了した。同剤投与中、副作用はとくにみられなかった（図❸）。ごく一部に白斑と発赤が残っているが、びらんは消失している。
20週間後；「カレーを食べても平気でした」（疼痛のVASスコア、0mm）。治癒と判断し、症状が再燃したら受診してくださいと話し、終診とした。

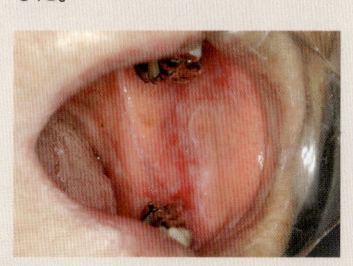

図❷　初診時。左：右頬粘膜、右：左頬粘膜

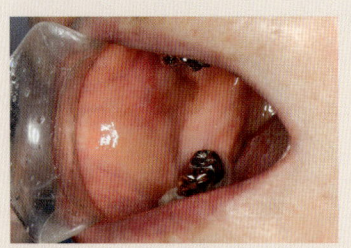

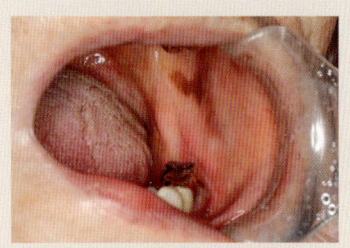

図❸　イルソグラジンマレイン酸塩（ガスロンN®）投与開始から18週間後。左：右頰粘膜、右：左頰粘膜

8）漢方薬
　漢方薬には免疫作用、抗炎症作用があり、十全大補湯、補中益気、麦門冬湯、黄連解毒湯、小柴胡湯などが用いられる〔保険適応外〕。

● ● 薬物療法以外の治療法
1）歯面清掃
　病変に接する歯の清掃状態が不良の場合、症状の悪化、かつ難治性となるため、すべての扁平苔癬患者でまず行うべき治療法である。
2）歯の形態修正、研磨
　発症部位に近接して鋭縁な歯があれば、形態修正、研磨により機械的刺激が加わらないようにする。
3）金属アレルギー治療
　口腔扁平苔癬は、銀歯や入れ歯の金属バネなど、歯科金属に接する部位の頰の粘膜、歯肉、舌に発症することが多く、その理由として金属アレルギー、溶け出した金属イオン、などが考えられている。一定の期間、薬物療法を続けても治療効果が上がらず、病変に接する部位に金属性のインレー、クラウン、義歯がある場合には皮膚のパッチテストを行う。その結果、金属アレルギーの関与が強く疑われる場合には、撤去、再治療を検討する。

知っておきたい投薬・キーポイント

まず試みるべき薬物療法

ステロイド軟膏

デキサメタゾン（アフタゾロン®口腔用軟膏0.1%、デキサルチン®口腔用軟膏1mg/1g）
トリアムシノロンアセトニド（ケナログ®口腔用軟膏0.1%）、など

含嗽剤

ベンゼドニウム塩化物（ネオステリン®グリーンうがい液0.2%）
アズレンスルホン酸（アズノール®うがい液4%）、など

①ステロイド軟膏の長期使用時には口腔カンジダ症の発症に注意するとともに、症状が改善しないときは他の療法を考慮する。
②含嗽剤使用に併せて歯面清掃を徹底する。
③冠形態不良や金属アレルギーが原因として疑われる症例では、薬物療法とともに保存治療を選択肢に加える。

その他の薬物療法

1) エトレチナート（チガソン®）〔諸治療が無効だった場合、および重症時に適応あり〕
2) セファランチン（セファランチン®）*
3) タクロリムス軟膏（プロトピック®軟膏0.1%）*
4) イルソグラジンマレイン酸塩（ガスロンN®）*
5) アロプリノール（ザイロリック®）*
6) 漢方薬（十全大補湯、補中益気湯、麦門冬湯、黄連解毒湯、小柴胡湯など）*が用いられる。　　　　　　　　＊保険適応外

留意点：
①口腔扁平苔癬は、治療が長期に及んだり、緩解と再発を繰り返すことが多いことをあらかじめ患者に説明しておく。
②漫然と薬物療法（とくにステロイド軟膏の使用）は、口腔カンジダ症を始めとする副作用の発現を招きやすいので厳に慎む（軽快時には使用中止、増悪時には使用再開を旨とする）。
③すべての患者に対し歯面清掃を徹底する。
④歯冠形態不良、金属アレルギーが原因として疑われる症例では、歯科治療を選択肢に加える。

6　天疱瘡、類天疱瘡

神部芳則　　自治医科大学 歯科口腔外科学講座

●●疾患概念

　自己免疫性水疱症は、上皮細胞間あるいは上皮細胞と基底膜の結合に関係する分子に対する自己抗体によって結合が障害され水疱が生じる。上皮内水疱を形成する天疱瘡群と上皮下水疱を形成する類天疱瘡群に分けられる。

天疱瘡

　天疱瘡群の代表的なものは尋常性天疱瘡であり、デスモグレイン1（Dsg1）、デスモグレイン3（Dsg3）に対する自己抗体によって生じる。粘膜優位型と粘膜皮膚型があり、いずれも口腔粘膜に広範囲に水疱、びらんを生じる。

診断：日本皮膚科学会の診断基準（**表❶**、天疱瘡治療ガイドライン日皮会誌，120：1443-1460，2010)に従う。

　口腔粘膜では、水疱を見ることはほとんどなくびらんが主体である。びらん周囲の一見健康と思われる粘膜に小綿球を当ててこするか、あるいはエアーシリンジでエアーをかけると上皮が容易に剥離する（ニコルスキー現象）ことが特徴的である。粘膜優位型は口腔粘膜病変のみを示し、抗体はDsg3だけである。粘膜皮膚型は口腔粘膜と皮膚に病変を生じ、抗体はDsg1、3の両方に反応する。

　皮膚病変を伴う場合は必ず皮膚科医の診察を受ける。

　診断基準により天疱瘡と診断されたら、重症度判定基準（**表❷**）に従いスコアを算定し重症度判定する。さらに国際基準として使われているPDAI（Pemphigus Disease Activity Index）（**表❸**）で評価する。

類天疱瘡

　類天疱瘡群では水疱性類天疱瘡が代表的であるが、皮膚症状が主体である。粘膜類天疱瘡は主に口腔粘膜、眼粘膜、開口部粘膜に水疱、

表❶　天疱瘡の診断基準

1）臨床的診断項目 　①皮膚に多発する、破れやすい弛緩性水疱 　②水疱に続発する進行性、難治性のびらん、あるいは鱗屑痂皮性局面 　③口腔粘膜を含む可視粘膜部の非感染性水疱、あるいはびらん 　④Nikolsky現象陽性
2）病理組織学的診断項目 　表皮細胞間接着障害（棘融解 acantholysis）による表皮内水疱を認める
3）免疫学的診断項目 　①病変部ないし外見上正常な皮膚・粘膜部の細胞膜（間）部にIgG（ときに補体）の沈着を直接蛍光抗体法により認める 　②血清中に抗表皮細胞膜（間）IgG自己抗体（抗デスモグレインIgG自己抗体）を間接蛍光抗体法あるいはELISA法により同定する
判定および診断
①1）項目のうち少なくとも1項目と2）項目を満たし、かつ3）項目のうち少なくとも1項目を満たす症例を天疱瘡とする ②1）項目のうち2項目以上を満たし、3）項目の①、②を満たす症例を天疱瘡とする

（日本皮膚科学会ガイドライン2010.より）

表❷　天疱瘡重症度判定基準Ⅰ（各項目に該当する所見のスコアを合計して判定表に従い算定する）

項目 スコア	皮膚病変部の面積(*a)	Nikolsky現象	水疱の新生数／日	天疱瘡抗体価 間接蛍光抗体法	天疱瘡抗体価 ELISA法（インデックス値）	口腔粘膜病変(*c)
スコア0	なし	なし	なし	検出されない	正常値内	なし
スコア1	5％未満	一部にわずか	ときどき(*b)	40倍未満	50未満	5％未満
スコア2	5〜15％程度	陽性	1〜4個	40〜320倍	50〜150	5〜30％
スコア3	15％以上	顕著	5個以上	640倍以上	150以上	30％以上
該当スコア	(　　)	(　　)	(　　)	(　　)	(　　)	(　　)

合計スコア(　　　　　)

5項目の合計スコアより算定
軽症：5点以下　中等度：6〜9点　重症：10点以上
a：全体表面積に対する比率（％）
b：毎日ではないが、1週間のうち時折新生水疱の見られるもの
c：粘膜病変が主病変である尋常性天疱瘡では、重症度分類においてスコアを2倍とする。あるいは、明らかな摂食障害を認めるものはスコアにかかわらず重症と判断する

（日本皮膚科学会ガイドライン2010.より）

びらんを生じ、皮膚病変は生じないか生じてもわずかである。抗原タンパクの違いにより抗BP180型、抗ラミニン332型に分けられる。
　診断：水疱性類天疱瘡は日本皮膚科学会の診断基準（2006年度診断基

表❸ PDAI (Pemphigus Disease Area Index)

部位	点数	部位	点数
眼	0・1・2・5・10	下歯肉	0・1・2・5・10
鼻腔	0・1・2・5・10	舌	0・1・2・5・10
頬粘膜	0・1・2・5・10	口腔底	0・1・2・5・10
硬口蓋	0・1・2・5・10	口唇	0・1・2・5・10
軟口蓋	0・1・2・5・10	後咽頭	0・1・2・5・10
上歯肉	0・1・2・5・10	外陰部	0・1・2・5・10
		計	

点数（粘膜）：びらん／水疱
0点＝なし
1点＝1個
2点＝2〜3個
5点＝4個以上または長径2cm以上の粘膜疹が2個以上
10点＝領域の全体に認める

(「日本皮膚科学会ガイドライン2010」より一部改変)

準と治療指針案）に従う。症状は皮膚症状が中心であるため、治療はステロイド全身投与を主体に皮膚科専門医によって行われる。

　歯科領域で重要なのは、粘膜類天疱瘡である。口腔粘膜では歯肉が好発部位で、小水疱やびらんを生じる。上皮が容易に剥離するため、剥離性歯肉炎と診断されることもある。病理組織学的には上皮下水疱である。明確な診断基準はないが、臨床症状、病理組織学的所見、蛍光抗体法、免疫ブロット法により診断する。自己抗体は抗体価が低く検出が困難なことがある。

治療・処方例

天疱瘡

治療：ステロイドの全身投与が原則である。治療前に治療に習熟した皮膚科専門医への対診が必要である。また、治療に際して全身状態の評価が重要で、必要に応じて各診療科に診察を依頼する。治療は日本皮膚科学会の天疱瘡診療ガイドラインに従う。以下にその要点を記載する。また治療薬の一覧を**表❹**に示す。

　初期治療として中等症以上の症例ではプレドニゾロン（PSL）1.0mg/kg/日 が標準的投与量とされる。軽症においては0.5mg/kg/日で効果

表❹ 天疱瘡治療一覧[1]

治　療	投与量	推奨度
第1選択 　ステロイド全身投与 　（通常プレドニゾロン）	初期投与量1.0mg/kg/日（通常60mg/日）	A
第2選択		
・プレドニゾロンと他剤併用		
アザチオプリン	2～4mg/kg/日　（通常100～150mg/日）	B
シクロスポリン	3～5 mg/kg/日	C1
シクロフォスファミド	1～3 mg/kg/日　（通常50～100mg/日）	C1
ミゾリビン	1～3 mg/kg/日　1日1～3回	C2
ミコフェレート・モフェテイル[2]	35～45 mg/日　（通常2～3g/日）	C1
メソトレキサート	2.5～7.5mg/週（最大量12mg/週を2日間にわたり投与する）	C1
ダプソン	50～100mg/日	C1
・メチルプレドニゾロン・パルス	500mg～1g/日を2～3時間かけて点滴、3日間連続投与	C1
・大量IVIG[3]	400mg/kg/日　5日間連続投与 投与速度：2mg/kg/分以下を保つ	B
・血漿交換	通常2～3回/週　二重膜濾過・遠心分離	B
・抗CD20抗体[2]	375mg/m² 1回/週（1サイクル）を4回繰り返す	C1

エビデンスに基づく推奨度：（A）強く推奨する　（B）推奨する　（C1）行ってもよい
　　　　　　　　　　　　（C2）エビデンスが少ないため積極的に勧めない
　　　　　　　　　　　　（D）行わないよう勧められる

1）血漿交換、大量IVIG以外の治療は2010年現在、天疱瘡に対し保険適用されていない
2）海外での有効性が認知されているものの、国内では未承認、保険適用外である薬剤
3）大量IVIG：ガンマグロブリン大量静注療法

（「日本皮膚科学会ガイドライン2010」より一部改変）

がみられることがある。水疱新生がほぼ認められなくなり、既存病変の乾燥化、上皮化傾向を確認する。口腔内のびらん、潰瘍には口腔粘膜用ステロイド含有軟膏、噴霧剤などを使用する。

　ステロイド単剤により2週間ほど経過をみて治療効果が不十分と判断した場合は、速やかに、免疫抑制薬、大量γグロブリン療法（大量IVIG療法）、血漿交換療法、ステロイドパルス療法、等を考慮する。

　ステロイド減量前期（PSL 1mg～0.4mg/kg/日またはPSL 60～20 mg/kg/日）では、1～2週で1回に10～5mg/日の減量を目安とする。減量後期（PSL 0.4mg/kg/日またはPSL 20mg/日以下）では、1～2ヵ

月で1回に3～1mg/日の減量を目安とする。PSL 0.2mg/kg/日以下またはPSL 10mg/日以下による維持を一つの目標とする。

　再燃時はステロイド投与量の25～50％増量または1.5～2.0倍量、あるいは治療導入期に準じて治療を再開する。

投薬する際の注意点：ステロイド内服開始前に糖尿病、高血圧、消化管潰瘍、感染症などの合併症の検索を十分に行う。免疫抑制薬においては、肝臓、腎臓障害、骨髄抑制作用、感染症に注意する。推奨される検査項目を**表❺**に示す。

類天疱瘡

治療：水疱性類天疱瘡の治療については、天疱瘡の治療法に準じる。粘膜類天疱瘡は、口腔粘膜用ステロイド含有軟膏のみで改善することもあるが、最近ではテトラサイクリンとニコチン酸アミドの併用療法が行われる。テトラサイクリン1～2g/日、ニコチン酸アミド2～2.5g/日の内服療法を行う〔保険適応外〕。テトラサイクリンの代わりにミノサイクリン100～200mg/日を投与することがある。治療効果が不十分なときは、天疱瘡の治療に準じてステロイドの全身投与を行うが、粘膜類天疱瘡では少量ステロイドの投与で改善することも多い。粘膜類天疱瘡治療一覧を**表❻**に示す。

表❻　粘膜類天疱瘡治療一覧

軽症例	ステロイド軟膏 テトラサイクリン 1～2g/日＋ニコチン酸アミド 2～2.5g/日 ダプソン 25～200mg/日 プレドニゾロン 0.5mg/kg/日＋アザチオプリン 100～150mg/日
重症例 （眼、外陰、鼻咽腔、食道、喉頭粘膜に症状を伴う）	プレドニゾロン 1～1.5mg/kg/日 シクロフォスファミド 1～2mg/kg/日 アザチオプリン 1～1.5mg/kg/日 ダプソン 50～200mg/日

注：テトラサイクリン、ニコチン酸アミド、アザチオプリン、シクロフォスファミドは保険適応外

表❺　天疱瘡治療における検査・治療チェック項目一覧

Ⅰ　治療開始前
強く推奨される項目
- □　天疱瘡の診断を確認する〔臨床症状、病理組織所見、蛍光抗体直接法(DIF)・間接法(IIF) ELISA法*による血中抗体の検索)〕
- □　PDAI**による病態評価を行う
- □　尿・血液検査：末梢血(分画を含む)、肝・腎機能、電解質、脂質レベル
  B型・C型肝炎と抗体の有無、糖尿病関連(早朝血糖値、HbAlc)、熱型、CRP
- □　胸部X線、体重、血圧測定
- □　糖尿病・高血圧・胃潰瘍・結核及び他の既往症・合併症の確認と状態の評価
- □　骨粗鬆症の評価：血中骨代謝マーカー NTXの測定、骨密度画像を年1〜2回(特にハイリスクの中年以降女性患者)

推奨される項目
- □　内視鏡検査：咽頭、喉頭、食道粘膜病変の有無を確認すると同時に、胃潰瘍の有無も合わせて把握する　(治療開始に間に合わない場合は可及的に施行する)
- □　ツベルクリン反応またはQFT***：結核罹患歴の有無を把握し、特に結核既往または結核患者への暴露が確認された場合は抗結核薬の予防投与を考慮する
- □　各種培養の提出(咽頭、皮膚、尿、便など)
- □　超音波、CTなどによる合併症の有無(胸腺腫、悪性腫瘍など)
- □　眼病変(緑内障、白内障など)有無のチェック
- □　免疫グロブリンレベル(血清中IgG、IgA、IgM)
- □　CD4/CD8の評価

Ⅱ　治療開始後
強く推奨される項目
- □　定期的に末梢血(分画を含む)、糖尿病関連(空腹時血糖、HbAlc)、肝・腎機能、電解質、脂質レベル、熱型、CRP、免疫グロブリン(IgG)
- □　PDAI**による病勢評価
- □　ELISA法*による定期的に血中抗体価を測定する(治療開始後は可能なら1回/1〜2週間の頻度、安定期では1回/月)
- □　治療導入期から維持前期(PSL0.4mg/kg/日またはPSL20mg/日投与まで)まで定期的に(例えば1回/1〜2ヵ月)にβ-D glucan、CMVアンチゲネミア****を測定し、特にニューモシスティス肺炎、また他の真菌感染症(アスペルギルスなど)にも十分注意する
- □　治療導入期から維持前期(PSL0.4mg/kg/日またはPSL20mg/日投与まで)まで、感染症予防目的の抗菌薬予防投与(例えばバクタなど)
- □　ステロイド副作用に注意する(ステロイド精神障害・神経障害など)

推奨される項目
- □　症例重症度より、定期的に胸部X線を行う
- □　口腔内カンジダ症予防の為に抗真菌薬の含嗽を行う
- □　必要に応じ定期的各種培養(皮膚、尿、便)を提出する
- □　CMV****検査結果により、抗ウイルス剤投与について検討する
- □　粘膜病変を有する患者は歯科医に口腔内清掃、歯磨き方法の指導をうけ、口腔内の清潔を保つようにする

* ELISA法：ELISA index値が120以上の場合はELISAの際の酵素反応が飽和するため、実際の変化が反映されない場合がある。その際には至適希釈(通常は100倍希釈)を設定して真のindex値を計測する必要がある
** Pemphigus Disease Area Index (PDAI)
*** QFT：Quanti FERON (QFT) -2G
**** CMV (cytomegalovirus：サイトメガロウイルス)：白血球核内の初期抗原をモノクローナル抗体で染色するCMVアンチゲネミア法あるいはPCR法を用いて検査する

(「日本皮膚科学会ガイドライン2010」より)

| 症例　天疱瘡 |

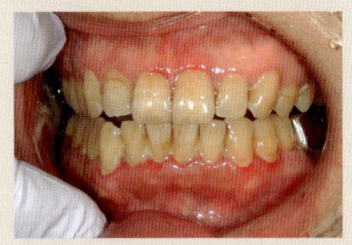

図❶

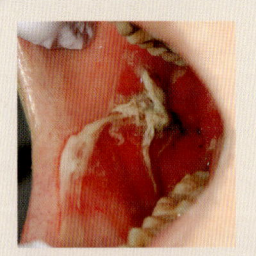

図❷

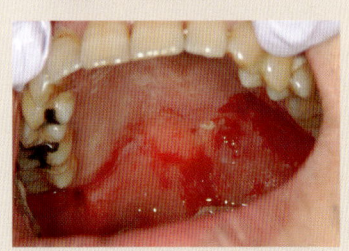

図❸

患者：70歳、女性
主訴：口腔粘膜のただれ

　頰粘膜、口蓋に辺縁不整で広範囲なびらんを認めた。頰粘膜ではびらんの表面には剥離した上皮が付着し、ニコルスキー現象を認めた。歯肉にも一部に発赤と小さなびらんを認めた（図❶～❸）。接触痛が強く食事摂取が困難であった。

血液検査（ELISA）：
抗Dsg3抗体　850　陽性
抗Dsg1抗体　5ミマン　陰性
抗BP180NC16a抗体　7ミマン陰性

口腔粘膜の病理組織学的所見：棘融解性変化

蛍光抗体直接法：上皮細胞膜に一致してIgG、C3の沈着を認めた。

　以上から、尋常性天疱瘡（粘膜優位型）と診断、重症度は重度と判定した。

治療：血液検査、胸部X線写真など全身状態の確認後、ステロイド（PSL）の全身療法を開始した。投与量はPSL 50mg/日（1mg/kg）とし、ネキシウム®（20mg）、バクタ®（4T）、ボナロン®（1T/週）および口腔粘膜の痛みに対してキシロカインビスカス2%®を用いた含漱、補助栄養剤としてエンシュアH®を用いた。投与開始3日後から口腔内症状は改善傾向を示し、1週間後にはかなりの改善を認め、接触痛も消失し、2週間後にはびらんは上皮化した（図❹❺）。

　治療開始から17日後にPSLを45mgに減量、その後2週間ごとに5mgずつ減量。20mgからは1ヵ月ごとに2.5mg減量し、現在治療開始から10ヵ月であるが10mgまで減量し

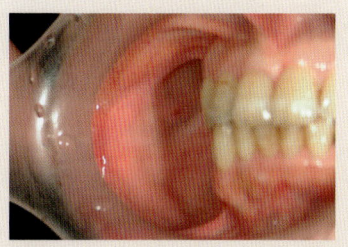

図❺ 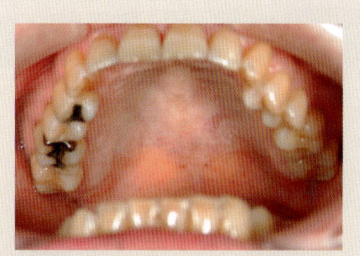　　　　　　　　　　　図❻

ている。この間、治療開始3ヵ月後に抗Dsg3抗体は陰性化し、治療中とくに重篤な感染症もなく、口腔粘膜にも再発の所見は見られない。今後、症状の再発の有無や抗体価を参考にPSLの維持量を決定する。

知っておきたい投薬・キーポイント

天疱瘡：第1選択薬
ステロイド（通常プレドニゾロン）
初期投与量　1.0mg/kg/日（通常60mg/日）

類天疱瘡：まず試みるべき薬物療法（保険適応）
ステロイド軟膏
デキサメタゾン（アフタゾロン®口腔用軟膏0.1％） 　　　　　（デキサルチン®口腔用軟膏1mg/1g） トリアムシノロンアセトニド（ケナログ®口腔用軟膏0.1％）、など
含嗽剤
ベンゼドニウム塩化物（ネオステリン®グリーンうがい液0.2％） アズレンスルホン酸（アズノール®うがい液4％）、など

7　ウイルス性疾患

佐々木　朗　岡山大学大学院医歯薬学総合研究科
口腔顎顔面外科学分野

●●ウイルス性疾患と薬物療法

1）ウイルス性疾患

　ウイルスが原因で引き起こされる病態を示し、原因ウイルスの種類によってその症状は異なる。歯科医師との関わりの深いものは、概ね下記の4つである。

①皮膚・口腔粘膜に症状が現れるもの：単純疱疹（単純ヘルペスウイルス；HSV）、帯状疱疹（水痘・帯状疱疹ウイルス；VZV）、ヘルパンギーナ、手足口病（エンテロウイルス、コクサッキーウイルス）など。

②全身症状と同時に口腔にも症状を示すもの：後天性免疫不全症候群（ヒト免疫不全ウイルス；HIV）による口腔カンジダ症、カポジ肉腫など。

③唾液腺や咽頭・扁桃に症状を示す伝染性疾患：流行性耳下腺炎（ムンプスウイルス；Muv）、伝染性単核症（エプスタイン・バール・ウイルス；EBV、サイトメガロウイルス；CMV）など。

④感染症としてのウイルス性疾患：B型肝炎（HBV）、C型肝炎（HCV）など。

　　HSV：herpes simplex virus、VZV：varicella zoster virus、
　　EV：enterovirus、HIV：human immunodeficiency virus、
　　Muv：Mumps virus、EBV：Epstein-Barr virus、CMV：cytomegalovirus、
　　HBV：hepatitis B virus、HCV：hepatitis C virus

　歯科医師が診断・治療を行う必要があるのは、主に口腔粘膜に小水疱形成を示すヘルペスウイルスによる疾患である。HSVやVZVは初期感染を経て神経節に潜伏し、ストレスや免疫力低下によってウイルスが再活性化すると、その神経支配領域の粘膜や皮膚に症状を起こす。そのため皮膚科や内科など関連他科との連携も重要である。

　薬物療法としては、抗ヘルペスウイルス薬（以下、抗ヘルペス薬）による治療が一般的で、症状の重症度や全身状態によって軟膏、内服薬、点滴静注薬を選択する。また小水疱は容易に破裂するため、びらん・

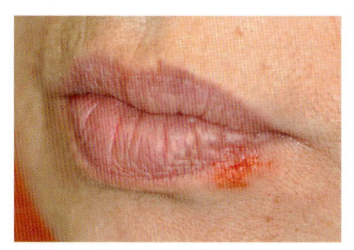

図❶　再発による口唇ヘルペス　　図❷　ヘルペス性口内炎

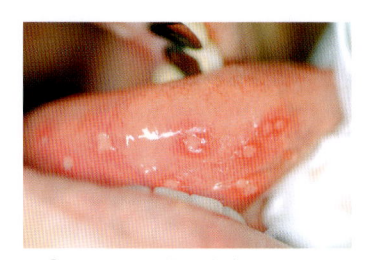

潰瘍を広範囲に形成しやすい。そのため含嗽薬や口腔衛生管理、二次感染予防のための抗菌薬投与、局所麻酔薬含有の含嗽薬による疼痛緩和や栄養管理が症状に合わせて行われる。

　他のウイルス性疾患も、原因ウイルスに対する薬物療法や対症療法が行われるが、本項ではヘルペスウイルス感染症について解説する。

　急性疱疹性歯肉口内炎は、単純ヘルペスウイルス-Ⅰ（HSV-Ⅰ）の初感染によって発症するが、生後6ヵ月以降の乳幼児に多く、不顕性感染が90％以上とされる。三叉神経節に潜伏し、回帰発症するものが単純疱疹（口唇ヘルペス）で成人に多い。口唇の皮膚粘膜移行部に限局した小水疱が生じる（図❶）。口腔内に発症する場合もある（図❷）。HSV-Ⅱは性器ヘルペスの原因ウイルスとなる。

　水痘は、水痘・帯状疱疹ウイルス（VZV）の初感染で、三叉神経節や脊髄後神経節に潜伏感染する。帯状疱疹は免疫低下を契機にウイルスが再活性化すると、神経支配領域の皮膚、粘膜に帯状に小水疱が形成される。口腔顔面領域では三叉神経領域に症状が現れる。顔面神経に発生した場合は、末梢性顔面神経麻痺や外耳道や耳介部の疱疹、めまいや耳鳴り、難聴を合併する（Ramsay Hunt症候群）。

2）ウイルス学的検査

　ウイルスの分離、ウイルスのDNA検出、抗原の検出、抗体価の測定などで感染の有無を確認する。抗体検査には補体結合抗体（CF）法、中和試験、蛍光抗体法、ELISA法などがあり、急性期と回復期のペア血清で抗体価の4倍以上の上昇があれば陽性と診断される。ただし、抗ヘルペス薬の投与は可及的早期に行う必要があるため、臨床症状から的確に判断することが必要である。

3）抗ウイルス薬

　経口抗ヘルペス薬として、アシクロビル（ゾビラックス®錠）、バラシクロビル（バルトレックス®錠）、ファムシクロビル（ファムビル®錠）の3種類がある。ゾビラックス®には40％顆粒、バルトレックス®50％顆粒もある。点滴静注薬にはアシクロビル（ゾビラックス®）やビダラビン（ビダラビン®）がある。作用は細胞内でのヘルペスウイルスのDNA合成を阻害する。バラシクロビル、ファムシクロビルは、それぞれアシクロビル、ペンシクロビルのプロドラッグで内服後、消化管からの吸収効率が高められている。軟膏としてアシクロビル（ゾビラックス®軟膏5％）、ビダラビン（アラセナ-A®軟膏3％・クリーム3％）がある。なお「口唇ヘルペスの再発」に適応を限定したOTC医薬品が市販されている。

症例　帯状疱疹

患者：76歳、男性
主訴：左側頬部、口唇、口蓋の自発痛と摂食障害
　口腔内ならびに側頭部にかけて自発痛を自覚していたが症状の改善はなく、数日後、口唇の小水疱形成と口内炎を自覚し、食事摂取困難となり受診した。
既往歴：糖尿病・緑内障
口腔内所見：左側上唇、口唇粘膜ならびに左側口蓋部に多数の小水疱形成を認め、一部の小水疱は破れて潰瘍を形成し、偽膜を伴っていた（図❸）。潰瘍部の接触痛は強く、易出血性であった。
口腔外所見：左側上唇から頬部皮膚に小水疱形成を認めた（図❹）。

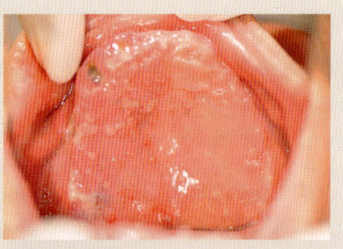

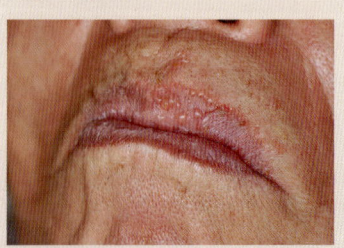

図❸　初診時

図❹　初診時の口唇部

検査所見：血清検査では水痘・帯状疱疹ウイルスの抗体価が上昇した（表❶）。同部の小水疱を破り、

表❶ 抗体価の推移

抗体	初診時抗体価	6日目抗体価
VZV IgG	17.3（+）	≧128（+）
VZV IgM	0.28（−）	1.19（+）
HSV IgG	<2.0（−）	6.2（+）
HSV IgM	4.36（+）	4.40（+）

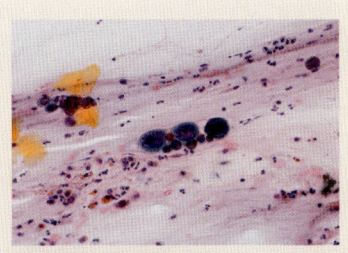

図❺ 巨細胞の出現

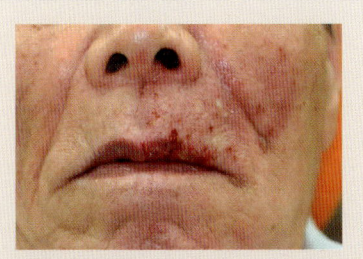

図❻ 口腔外

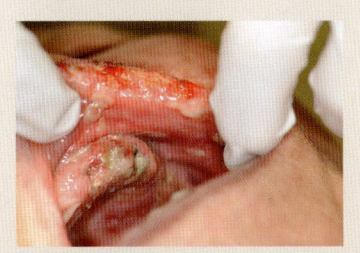

図❼ 口腔内

潰瘍底より採取した組織の細胞診を行ったところ、表層型扁平上皮細胞に多核巨細胞が多数混在していた。それらの細胞は核が圧排されていてクロマチンがすりガラス状を呈し、核縁の肥厚がみられ、ウイルス性疾患と考えられた（図❺）。

診断：左側三叉神経第2枝領域の帯状疱疹

経過：バラシクロビル（バルトレックス®）1錠500mg 1回2錠を朝昼夕毎食後に服用させた。経過と共に三叉神経第2枝支配領域の皮膚の小水疱は破れ血痂となり、口腔内では潰瘍形成を認めたが（図❻❼）、投与8日目には口腔粘膜・皮膚とも帯状疱疹や発赤が残存しているが症状は改善した。側頭部から頬部皮膚の知覚低下が出現したため、ビタミンB_{12}であるメコバラミン（メチコバール®錠）1錠500μgを1回1錠、朝昼夕食後の服用を開始した。帯状疱疹後神経痛に関しては麻酔科ペインクリニックで加療を行った。

注意点：

①小水疱は容易に破裂し潰瘍を形成し、口腔外では血痂を形成し、口腔内では偽膜を形成する。病巣範囲が神経支配領域に一致する点から診断を行う。

②帯状疱疹後神経痛は後遺する可能性があるため、ペインクリニックとの共診が必要である。

③帯状疱疹は、免疫低下やストレスによってVZVが再活性化して発症するため、その原因についても検討が必要である。

処方例

下記の処方薬はすべて保険適応である。

単純疱疹（ヘルペス性口内炎、口唇炎）
■軽症の場合、通常は10日程度で自然治癒する。
【アシクロビル（ゾビラックス®軟膏5％　1本5g　1日数回塗布）】
　または
【ビダラビン（アラセナ-A®軟膏3％）1本2g、5g、10g　1日1〜4回塗布】
■中等度から重度の場合
【アシクロビル（ゾビラックス®）200㎎　1回1錠　1日5回　5日間】
　または
【バラシクロビル（バルトレックス®）500㎎　1回1錠　1日2回　5日間】
　または
【ファムシクロビル（ファムビル®）250㎎　1回1錠　1日3回　5日間】
上記に加えて、びらんや潰瘍部に対する外用薬を補助的に使用する。

帯状疱疹
■軽度・中等度の症例
【バラシクロビル（バルトレックス®）500㎎　1回2錠　1日3回　7日間】
　または
【ファムシクロビル（ファムビル®）250㎎　1回2錠　1日3回　7日間】
　または
【アシクロビル（ゾビラックス®）200㎎　1回4錠　1日5回　7日間】
■重度の場合や免疫低下の高リスク群
【アシクロビル（ゾビラックス®）点滴静注用　1回5㎎/kg 100mLの補液で希釈、1日3回、1時間以上かけて点滴静注　7日間】

　上記に加えて、症状に応じて口腔内のびらん・潰瘍に対して含嗽薬【アズレンスルホン酸ナトリウム水和物、重曹（含嗽用ハチアズレ®）】による含嗽や、【リドカイン塩酸塩（4％キシロカイン®）5〜10mLと含嗽用ハチアズレ®5gを精製水（加水全量500mL）で希釈】で適宜含嗽を行う。皮膚症状に対しては、抗菌薬含有軟膏の塗布を行う。

投与する際の注意点

①抗ヘルペス薬は腎排泄型のため、腎疾患や腎機能低下の患者、高齢者では薬剤の排泄が遅れがちであり、投与間隔を延長するなどの慎重な投与計画が必要。排泄が悪いと振戦やめまい、傾眠傾向を示す。

②投与量の決定にはクレアチニン・クリアランスに応じて減量投与を行う（**表❷**）。日本腎臓病薬物療法学会はCr-Cl（＜10）では、アシクロビルを1日1〜2回、バラシクロビルでは、単純疱疹では1回250mg（24時間毎）、帯状疱疹では、1回250mg（12時間毎）を推奨。

③抗ヘルペス薬の使用の際、十分な水分補給と尿量確保（とくにクレアチニン・クリアランスが低値の場合）について十分に説明しておく。

④透析患者には、単純疱疹ではアシクロビル（ゾビラックス®）1錠200mg、帯状疱疹では800mgを1日1〜2回、透析日には透析後に投与する。

⑤妊婦に対しての安全性は確立していないために、治療上の有益性が危険性を上回ると判断される場合のみ投与する。授乳婦は投与中の授乳を避ける。

⑥低出生体重児および新生児に対する安全性は確立していない。

⑦悪性腫瘍や膠原病などの基礎疾患を有する場合で免疫が低下している場合には、入院のうえ、点滴静注を行う。

⑧日和見感染で発症するため、免疫低下に関してその背景にある非顕性疾患についても注意が必要。

表❷　腎機能低下患者への投与量・投与間隔の目安　（添付文書を一部改編）

クレアチニン・クリアランス(mL/min)	アシクロビル 単純疱疹	アシクロビル 帯状疱疹	バラシクロビル 単純疱疹	バラシクロビル 帯状疱疹
＞50（≧50）*	1回200mg：1日5回	1回800mg：1日5回	1回500mg：12時間毎	1回1000mg：8時間毎
25〜50（30〜49）*	1回200mg：1日5回	1回800mg：1日5回	1回500mg：12時間毎	1回1000mg：12時間毎
10〜25（10〜29）*	1回200mg：1日5回	1回800mg：1日3回	1回500mg：24時間毎	1回1000mg：24時間毎
＜10	1回200mg：1日2回	1回800mg：1日2回	1回500mg：24時間毎	1回500mg：24時間毎

＊（　）の数値はバラシクロビルにおける数値。アシクロビルは外国人における成績

8　血管性浮腫

田中　彰　日本歯科大学新潟生命歯学部 口腔外科学講座

　浮腫は、様々な原因から皮下や粘膜下組織の細胞間隙への体液の過剰貯留により生ずる病態で、日常臨床では頻繁に遭遇することが多い。なかでも口腔、顔面領域に好発する血管性浮腫は、アレルギー反応を含む様々な原因から、炎症性メディエーターの作用により毛細血管透過性が亢進し、特発性に浮腫を生じた病態で、その原因・誘因により治療方針が異なるため、鑑別診断が重要である。1882年、Heinrich Quinckeが提唱したことから、一般的にクインケ浮腫といわれている。

●●血管性浮腫（Angioedema：AE）の分類（表❶）と鑑別疾患
1）アレルギー性血管性浮腫（Allergic Angioedema）
　IgE抗体を介し、ヒスタミンなどの生理活性物質が作動するⅠ型アレルギーにより生ずるAEで、蕁麻疹を伴うことが多い。原因は、主に薬物や食物などにより誘発される。

表❶　血管性浮腫を来す疾患

1. アレルギー性血管性浮腫（Allergic Angioedema）*
2. 遺伝性血管性浮腫（Hereditary angioedema：HAE）
Ⅰ型：C1インヒビタータンパクの欠損
Ⅱ型：C1インヒビタータンパクの機能異常
Ⅲ型（HAE with normal C1-inhibitor）：女性に多い。一部に凝固第Ⅻ因子の遺伝子異常
3. 後天性血管性浮腫（Aquired Angioedema：AAE）
Ⅰ型：C1インヒビタータンパクの後天的異常
Ⅱ型：C1インヒビターに対する自己抗体の発現
4. ACE阻害剤起因血管性浮腫（Angiotensin converting enzyme inhibitor related Angioedema：ACEI-related AE）
5. Episodic（non-episodic）angioedema with eosinophilia：EAE, NEAE**
6. 物理的刺激による血管性浮腫（Physical Angioedema）**
7. 特発性血管性浮腫（Idiopathic Angioedema）**

＊蕁麻疹を伴う　＊＊蕁麻疹を伴うことがある　　　　　　（参考文献[1]）を一部改変）

2）遺伝性血管性浮腫（Hereditary angioedema：HAE）

　補体第1成分阻止因子（C1-INH）の先天的欠損または機能不全により、主にブラジキニンが過剰産生され、血管透過性の亢進に至り発症する。常染色体優性遺伝を示し、反復性、一過性、限局性に皮膚、皮下組織、粘膜下組織に浮腫を生ずる。顔面のほか、喉頭、四肢や消化器、泌尿器などに症状を来し、重篤な場合は、喉頭浮腫等により気道閉塞を来し死に至る場合もあり、注意を要する疾患である。

　病因から3型に分類されている。
- I型：C1-INHタンパク量低値、C1-INH活性低値を認め、HAE全体の85%を占めている。
- II型：C1-INHタンパク量正常または上昇、C1-INH活性低値を認め、HAE全体の15%である。
- III型：きわめて稀で有病率等は不明である。近年は、HAE with normal C1-inhibitor と呼称されている。C1-INHタンパクは正常で、凝固系第XII因子の遺伝子異常や活性亢進を認め、女性に発症する。

3）後天性血管性浮腫（Aquired Angioedema：AAE）

　C1-INHの後天的異常により発症し、悪性リンパ腫などにより続発性に発症するI型とC1-INHに対する自己抗体の発現により発症するII型に分類される。

4）ACE阻害剤起因血管性浮腫（Angiotensin converting enzyme inhibitor related Angioedema：ACEI-related AE）

　血圧降下薬であるアンギオテンシン変換酵素（ACE）阻害薬内服中の0.1〜1.0%に発症する薬剤性のAEである。ACEの阻害によりブラジキニンが分解されず、血管透過性が亢進し浮腫発症に至る。

5）Episodic (non-episodic) angioedema with eosinophilia：EAE、NEAE

　1984年にGleichらにより報告されたAE。末梢血中の好酸球増加を伴い、発熱や蕁麻疹を来す。

6）物理的刺激による血管性浮腫（Physical Angioedema）

　温度変化や紫外線、振動や外傷などの物理的な刺激で生ずるAE。

7）特発性血管性浮腫（Idiopathic Angioedema）

　原因不明のAEで、全AEの約半数を占めるといわれている。
　顎顔面口腔領域に発症するAEの鑑別疾患としては、気腫、二次性

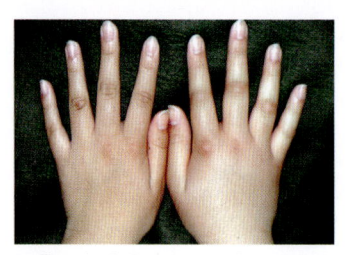

図❶　右手掌に生じた遺伝性血管性浮腫

リンパ性浮腫、Merkersson-Rosenthal症候群における肉芽腫性口唇炎、丹毒、蜂窩織炎などがあげられる。

●●血管性浮腫の症状

　顎口腔領域では、上唇を中心に、口唇、頰部、眼瞼に浮腫を来す。浮腫は、発作性に、限局的に発症し、数分〜数時間で症状が固定する。原因によっては、蕁麻疹や皮疹を伴うことがあり（表❶）、2〜3日で自然消退することが多い。軽度の搔痒感（痛がゆさ）や違和感を訴えることがある。蕁麻疹や皮疹を伴う場合は、顔面だけでなく四肢、全身に及ぶ浮腫と皮膚症状を呈し、喉頭浮腫やショック症状を続発することがある。血液検査所見で、末梢血中の好酸球の増加、IgE抗体が高値を来すことがある。

　一方、HAEは顔面・四肢の皮膚・粘膜における蕁麻疹や発赤を伴わない浮腫を来す（図❶）。浮腫の性状は、非圧痕性浮腫に近い状況を呈することが多い。その他に、消化器症状として悪心・嘔吐・下痢、急性腹症様腹痛や泌尿器症状として乏尿、尿閉を呈することがある。また喉頭浮腫・気道閉塞を来すことがあり、死亡症例（7〜40％）の原因となる。浮腫外傷、機械的刺激、抜歯、月経、精神的ストレス、激しい運動などで誘発され、原因不明のことも多い。浮腫の発生頻度は、2〜3週間毎に発症するものから数年に1回程度発症するものまで様々である。浮腫は1日前後をかけて進行し、48〜96時間持続する。

●●血管性浮腫の診断

　AEの診断のポイントを表❷に示す。顔面に生じた浮腫の性状を確認し、感染や外傷による腫脹や、全身性の浮腫を除外する。浮腫の局在、圧痕の有無や皮膚症状の確認が重要である。

　そして、AEで最も致死的な症状を来す可能性があるHAEや、各種アレルギー症状との鑑別が重要なポイントとなる。HAEでは常染色体優性遺伝を示すため、家族歴を厳重に聴取し、家族内に定期的に浮腫を来す者や原因不明の腹部症状を繰り返す者の有無を調査すること

表❷ 血管性浮腫の診断のポイント

1. 顔面浮腫の性状確認	3. 原因の探索
①局在　局所性　全身性	①家族歴の聴取
②硬さ　圧痕性　非圧痕性	②薬剤の服用歴（とくに易誘発薬剤）
③皮膚症状：蕁麻疹　皮疹　発赤　紅斑	③アレルギー抗原への接触の有無
④感染・外傷所見の有無	④物理的刺激の有無
2. 他部位症状の有無	4. 血液検査
①喉頭浮腫　気道閉塞　嗄声	①白血球数（好酸球数も含めて）
②消化器症状　腹痛	②総IgE抗体（場合により特異的IgE抗体）
③四肢の浮腫	③補体系検査　C4　C1-INH活性　C1q
④その他　泌尿器症状等	④電解質　血清アルブミン　等

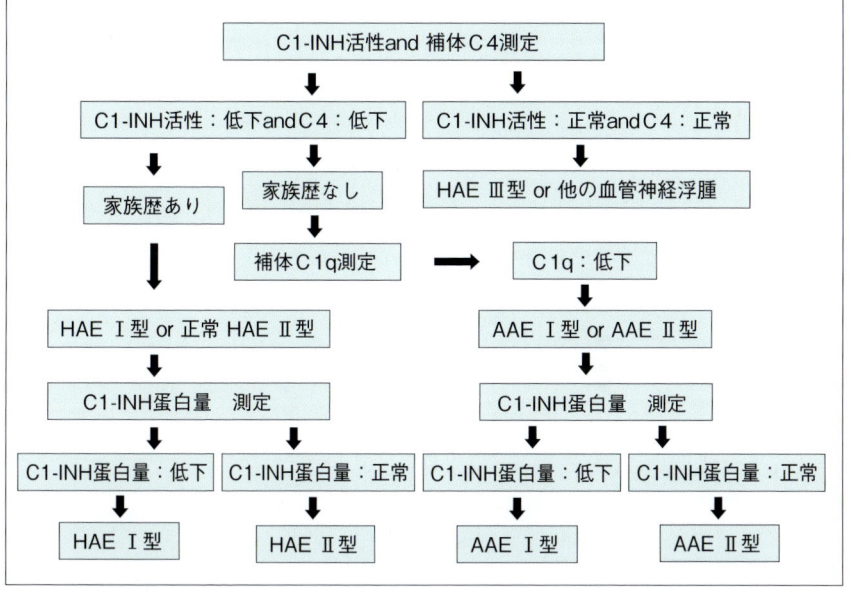

```
                    C1-INH活性and補体C4測定
                      ↓              ↓
        C1-INH活性：低下andC4：低下    C1-INH活性：正常andC4：正常
             ↓           ↓                    ↓
        家族歴あり    家族歴なし        HAE Ⅲ型 or 他の血管神経浮腫
             ↓           ↓
                    補体C1q測定  →  C1q：低下
             ↓                           ↓
        HAE Ⅰ型 or 正常 HAE Ⅱ型      AAE Ⅰ型 or AAE Ⅱ型
             ↓                           ↓
        C1-INH蛋白量　測定            C1-INH蛋白量　測定
          ↓         ↓                  ↓           ↓
    C1-INH蛋白量：低下  C1-INH蛋白量：正常   C1-INH蛋白量：低下   C1-INH蛋白量：正常
          ↓         ↓                  ↓           ↓
        HAE Ⅰ型    HAE Ⅱ型           AAE Ⅰ型      AAE Ⅱ型
```

図❷　血管性浮腫の診断チャート

　が鑑別の要点となる。さらに、薬剤の服用歴とりわけ易誘発薬剤であるACE阻害薬の服用の有無は必ず確認し、特定のアレルギー抗原や物理的刺激への曝露の有無等も聴取する。

　HAEへの対応を優先的に考慮すると、AEとの診断が確定したら、**図❷**に示すように、血液検査にてC1-INH活性/補体C4を測定し、チャートに従って診断を進めることが肝要である。

●●血管性浮腫の治療

血圧下降等のショック症状や喉頭浮腫による気道閉塞が疑われた場合
①気道の確保　酸素吸入
②エピネフリン(アドレナリン)0.01mg/kg　皮下、筋肉内または静脈内投与　エピペン®注射液 0.15mg/0.3mg
③静脈確保、輸液
④抗ヒスタミン薬　静注
　重症例のみ副腎皮質ステロイド薬の静脈投与
　可及的速やかに、専門医への救急搬送(皮膚科、救命救急センター)が望ましい。

軽症例(HAEを除く)
　顎顔面領域に限局した典型的なクインケ浮腫は、通常1〜3日程度で自然消退するため、軽度のものでは経過観察することもある。原因薬剤やアレルゲンへの曝露が疑われるときには、薬剤の中止、誘因の排除を心掛ける。
　薬物治療の対象としては、軽症では第1世代H1受容体拮抗薬である抗ヒスタミン薬の内服を行い、副作用として眠気が強い場合は、第2世代H1受容体拮抗薬を用いることがある。なお、近年、副腎皮質ステロイド薬は重症例以外では用いない傾向にある。

処方例

【d-クロルフェニラミンマレイン酸　(第1世代H1受容体拮抗薬)
　ポララミン®錠〔保険適応〕2mg
　成人1回2mgを1日1〜4回経口投与】
【dl-クロルフェニラミンマレイン酸　(第1世代H1受容体拮抗薬)
　アレルギン®散1%〔保険適応〕
　成人1回2〜6mgを1日2〜4回経口投与】
【塩酸ジプロヘプタジン(第1世代H1受容体拮抗薬)
　ペリアクチン®錠 4mg〔保険適応〕
　成人1回4mgを1日1〜3回経口投与】
【塩酸フェキソフェナジン(第2世代H1受容体拮抗薬)
　アレグラ®錠〔保険適応外〕60mg　成人1回60mgを1日2回経口

表❸ HAE 浮腫発作時の治療（2010年　補体研究会　HAEガイドラインより）

1. 体幹・四肢に発症した皮下浮腫
基本的には経過観察
症状が著しい場合
①トラネキサム酸（15mg/kg 4 時間毎）
②C1-INH補充療法（50kg以下 500単位、50kg以上 1,000〜1,500単位 静注）
2. 顔面・頸部に発症した皮下浮腫
①トラネキサム酸（15mg/kg 4 時間毎）
②C1-INH補充療法（50kg以下 500単位、50kg以上 1,000〜1,500単位 静注）
3. 腹部症状
①トラネキサム酸（15mg/kg 4 時間毎）
②C1-INH補充療法（50kg以下 500単位、50kg以上 1,000〜1,500単位 静注）
4. 喉頭浮腫
①C1-INH補充療法（50kg以下 500単位、50kg以上 1,000〜1,500単位 静注）
②ICU における気管内挿管、気管切開

投与】
【塩酸レボセチリジン（第 2 世代H1受容体拮抗薬）
　ザイザル®錠〔保険適応外〕5 mg　成人1回5 mgを1日1回就寝前に経口投与】

HAEの治療

■ 発作時の治療

　HAEの浮腫に遭遇した場合、まず喉頭浮腫の有無を確認し、気道閉塞に備える必要がある。症状に応じて専門医受診（血液内科、救命救急センター）を検討する。

　なお、わが国では、2010年に補体研究会がガイドラインを公表している（表❸）。

処方例

- 顔面・頸部に皮下浮腫が発症した場合

【トラネキサム酸（トランサミン®）15mg/kg 4 時間毎静注】
【C1-INH（ベリナート®P）補充療法
　50kg以下 500単位、50kg以上 1,000〜1,500単位 静注】

表❹ HAE 浮腫発作の予防策（2010年　補体研究会　HAEガイドラインより）

1．短期予防
①歯科治療（侵襲性が弱い場合）など小ストレス時 　C1-INH補充療法の準備のうえならば予防は必要なし ②歯科治療（侵襲性が強い場合：抜歯）、外科手術など大ストレス時 　術前1時間前のC1-INH補充療法（50kg以下 500単位、50kg以上 1,000～1,500単位 静注）さらに2度目のC1-INH補充療法の準備をしておく
2．長期予防
1ヵ月に1回以上、1ヵ月に5日以上の発作期間、喉頭浮腫の既往歴の場合は検討する ①トラネキサム酸（トランサミン®） 　30～50mg/kg/日を1日2～3回に分けて服用 ②ダナゾール（ボンゾール®）子宮内膜症治療薬〔保険適用外〕 　2.5mg/kg/日（最大 200mg/日を1ヵ月、もし無効ならば 300mg/日を1ヵ月、さらに無効ならば 400mg/日を1ヵ月 　200mg/日で有効ならばその後100mg/日を1ヵ月、50mg/日または 100mg/隔日へ減量する

■歯科治療・口腔外科手術時の発作予防

歯科治療・口腔外科手術時においては、短期的予防策が行われる。国内外のHAEガイドライン等では、侵襲が低いとされる一般的歯科治療では、C1-INH補充療法が準備できている環境下にあれば、予防策は不要とされている。しかし、抜歯では浮腫発作が生じることがあり、処置後の浮腫発生時間も多岐にわたることから、短期的予防策を検討すべきである。わが国では、補体研究会が短期的予防策ガイドラインを公表している（表❹）。

処方例

【C1-INH（ベリナート®P）補充療法

　50kg以下 500単位、50kg以上 1,000～1,500単位 静注】

　2度目のC1-INH補充療法の準備をしておく。

【参考文献】
1）堀内孝彦：突発性浮腫への対応　遺伝性血管性浮腫（HAE）の鑑別診断と治療. 日本醫事新報 4545：73-79, 2011.
2）Bork k：Hereditary Angioedema with normal C1-inhibitor.Immunol Allergy Clin N Am, 2013：33；457-470.
3）補体研究会：遺伝性血管性浮腫ガイドライン2010（http://square.umin.ac.jp/compl/HAE/HAEGuideline2010.）

症例1　アレルギー性血管性浮腫

患者：38歳、女性
主訴：顔面の腫脹と皮疹
家族歴・既往歴：特記事項を認めない
現病歴：患者は、口腔内腫瘍の精査のため造影CT検査を行った。これまで、造影CT検査の経験はなく、各種アレルギーの既往もないため、検査の必要性を説明し、理解と同意のもとに検査を行った。ヨード系造影剤を静注した直後より、皮膚の搔痒感と顔面の違和感を認めた。
現症：眼瞼を含む顔面に広範な腫脹と発疹を認めた（図❸）。喉頭浮腫は認めず、呼吸困難感や意識障害など全身症状も認めなかった。
診断：アレルギー性血管性浮腫
経過：静脈確保を行い、d-クロルフェニラミンマレイン酸（ポララミン®注）5mgを静脈投与して、経過観察を行った。重篤な全身症状の続発を認めなかったため、ポララミン®錠 2mg（1回2mgを1日3回経口投与）を処方した。

2日後、症状は消退したため、ヨード製剤に関する注意を喚起し、薬物アレルギーカードの発行を行った。
注意点：アナフィラキシーショックなどの緊急処置の可能性を念頭において、静脈確保のうえでの経過観察が望ましい。第1世代H1受容体拮抗薬である抗ヒスタミン薬の静注が基本だが、重症例ではエピネフリン（アドレナリン）の筋注や副腎皮質ステロイド薬の静注も必要となる。数日間抗ヒスタミン薬の内服処方が望ましいが、眠気が強く起こる可能性があるので、患者への日常生活上の注意喚起が必要である。

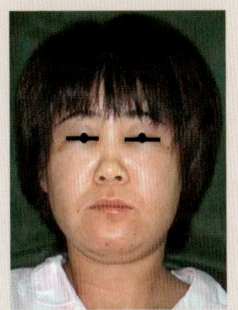

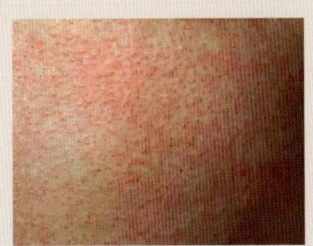

図❸　ヨード系造影剤に起因したアレルギー性血管性浮腫

症例2　突発性血管性浮腫

患者：63歳、女性
主訴：上唇の腫脹

　図❹左は初診時の側貌所見で、上唇に限局した浮腫を認めた。問診では浮腫の家族歴はなく、内服薬も含め、明らかな誘因等は認められなかった。
口腔内外所見：感染・炎症を示唆する所見を認めない。
血液検査所見：白血球数6,300（×$10^3/\mu L$）（好酸球2％）

CRP　陰性　総IgE抗体値　正常
診断：特発性血管性浮腫
経過：数日で自然消退する可能性が高いこと、症状に変化を認めた際の受診を指示して帰宅させた。2日後には、浮腫は自然消退した（図❹右）。
注意点：軽症で、アレルギー反応の関与が明らかでない場合は、安易に抗ヒスタミン薬を処方せず、経過観察が望ましい。

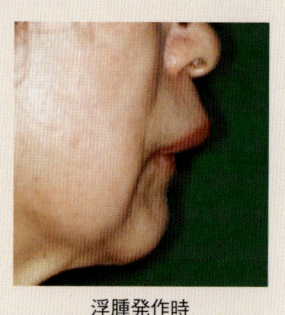

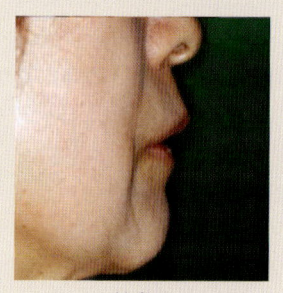

浮腫発作時　　　　　　健常時
図❹　口唇に生じた突発性血管性浮腫

知っておきたい投薬・キーポイント

HAEを除く軽症の血管性浮腫

第1選択薬
d-クロルフェニラミンマレイン酸（ポララミン®錠）〔保険適応〕 　成人1回2mgを1日1〜4回経口投与 dl-クロルフェニラミンマレイン酸（アレルギン®散1％）〔保険適応〕　成人1回2〜6mgを1日2〜4回経口投与 塩酸ジプロヘプタジン（ペリアクチン®錠4mg）〔保険適応〕 　成人1回4mgを1日1〜3回経口投与
第2選択薬
塩酸フェキソフェナジン（アレグラ®錠）〔保険適応外〕 　成人1回60mgを1日2回経口投与 塩酸レボセチリジン（ザイザル®錠）〔保険適応外〕 　成人1回5mgを1日1回就寝前に経口投与

HAEで顔面・頸部に浮腫が発症した場合

第1選択薬
C1-INH（ベリナート®P）〔保険適応〕 　50kg以下 500単位、50kg以上 1,000〜1,500単位 静注
第2選択薬
トラネキサム酸（トランサミン®） 　15mg/kg 4時間毎静注もしくは30〜50mg/kg/日を 　1日2〜3回に分けて内服

留意点：
①軽症例や特発性血管性浮腫では自然消退するので、必ずしも投薬を必要としない。
②副腎皮質ステロイド薬は重症例のみ使用する。難治例で、ステロイド薬を用いる場合は、皮膚科等の専門医対診が望ましい。
③HAEやAAEでは、抗ヒスタミン薬や副腎皮質ステロイド薬は無効であり、症状によってはC1-INH（ベリナート®P）補充療法を要するので、注意を要する。
④C1-INH（ベリナート®P）を常備する施設は限られているため、地域の常備施設を把握しておくことが望ましい。

9 顎関節症

杉崎正志　東京慈恵会医科大学 歯科

●●顎関節症の概念

　顎関節症は上野　正先生が1956年にFogedのtemporomandibular arthrosisに対して命名したものである。その後は国内外でさまざまな内容や名称の変化が生じ、本邦での疾患概念は2013年に日本顎関節学会によって、

『顎関節症は、顎関節や咀嚼筋の疼痛、関節（雑）音、開口障害あるいは顎運動異常を主要症候とする障害の包括的診断名である。その病態は咀嚼筋障害、顎関節痛障害、関節円板障害および変形性顎関節症である』

と改訂された。その理由は本邦の疾患概念や分類を国際基準に適合させることにある。

　この詳細については日本顎関節学会HPにある『「顎関節症の概念（2013年）」「顎関節症と鑑別を要する疾患あるいは障害（2013年）」「顎関節・咀嚼筋の疾患あるいは障害（2013年）」および「顎関節症の病態分類（2013年）」の公表にあたって』を参照願いたい[1]。大きな違いは概念の変更とともに症型分類から病態分類に変更をしたことである。そのため、Ⅰ、Ⅱ、Ⅲ、Ⅳ型という呼称は病態名称の後ろに移動することとなった。またⅤ型（以前の「その他」）は削除した。

●●顎関節症の病態分類と薬物療法

- 咀嚼筋障害（Ⅰ型）
- 顎関節痛障害（Ⅱ型）
- 関節円板障害（Ⅲ型）
- 変形性顎関節症（Ⅳ型）

　顎関節症の薬物療法は2011年に「顎関節症の関節痛に対する消炎鎮痛薬診療ガイドライン」の改訂版が、日本歯科薬物療法学会HPに掲載されている。すなわち、エビデンスレベルからはジクロフェナクナ

トリウムとナプロキセンは開口量と関節痛に効果があるとなっている。
　さらに厚労省は、上記の2種にロキソプロフェンナトリウム水和物も含めた3種類を顎関節症の関節痛に対して適応外使用を承認した[2]。
　これにより、顎関節症への適応が承認されていたアンフェナクナトリウムとインドメタシンも加え、顎関節痛障害と変形性顎関節症の関節痛に対する薬物療法は可能となった。投与に際しては副作用防止を念頭におき、ガイドラインでは、
①鎮痛消炎剤使用に際しては最新の添付文書情報を熟知して、使用すること
②あらかじめ、添付文書に書かれている内容を熟知し、患者への情報提供を忘れないこと
③とくに添付文書に書かれている適応、慎重投与、禁忌、副作用を熟知すること
④患者が使用している他院処方薬に注意すること
⑤顎関節症患者への投与は頓用ではなく、時間投与が原則であること
⑥初期投与は7日分量とし、その副作用に注意して効果判定を行う
⑦7日分以上の連続処方は避けること
とされている。
　なお、関節円板障害は関節内部の疼痛であることから、関節痛として扱うことに異論はないと考える。
　一方、咀嚼筋障害すなわち咀嚼筋痛に対する薬物療法はない。過去にはいくつかの中枢性筋弛緩薬の研究がなされたが、いずれもエビデンスレベルは低いものであった。
　本邦では咀嚼筋痛に対する薬物療法はないが、スプリント治療時の開口障害が保険収載され、それ以外では患者自身による理学療法（マッサージ）と日常生活での歯の接触癖是正指導のみとなる。

●●鑑別診断

　顎関節症の診断法は除外診断である。そのため、鑑別すべき疾患を把握していなければならない（表❶❷）。

表❶ 顎関節・咀嚼筋の疾患あるいは障害

A. 顎関節の疾患あるいは障害
1. 先天異常・発育異常：下顎骨関節突起欠損、下顎骨関節突起発育不全、下顎骨関節突起肥大、先天性二重下顎頭 2. 外傷：顎関節脱臼、骨折 3. 炎症：非感染性顎関節炎、感染性顎関節炎 4. 腫瘍および腫瘍類似疾患 5. 顎関節強直症：線維性、骨性 6. 上記に分類困難な顎関節疾患：特発性下顎頭吸収など
B. 咀嚼筋の疾患あるいは障害
1. 筋萎縮 2. 筋肥大 3. 筋炎 4. 線維性筋拘縮 5. 腫瘍 6. 咀嚼筋腱・腱膜過形成症
C. 顎関節症
D. 全身疾患に起因する顎関節・咀嚼筋の疾患あるいは障害
1. 自己免疫疾患：関節リウマチなど 2. 代謝性疾患：痛風など 3. その他の全身疾患：線維筋痛症、血液疾患、Ehlers-Danlos症候群、破傷風など

表❷ 顎関節・咀嚼筋の疾患あるいは障害以外の疾患

1. 頭蓋内疾患：出血、血腫、浮腫、感染、腫瘍、動静脈奇形、脳脊髄液減少症など
2. 隣接臓器の疾患 1）歯および歯周疾患：歯髄炎、根尖性歯周組織炎、歯周病、智歯周囲炎など 2）耳疾患：外耳炎、中耳炎、鼓膜炎、腫瘍など 3）鼻・副鼻腔の疾患：副鼻腔炎、腫瘍など 4）咽頭の疾患：咽頭炎、腫瘍、術後瘢痕など 5）顎骨の疾患：顎・骨炎、筋突起過長症（肥大）、腫瘍、線維性骨疾患など 6）その他の疾患：茎状突起過長症（Eagle症候群）、非定型顔面痛など
3. 筋骨格系の疾患：筋ジストロフィーなど
4. 心臓・血管系の疾患：側頭動脈炎、虚血性心疾患など
5. 神経系の疾患：神経障害性疼痛（三叉神経痛、舌咽神経痛、帯状疱疹後神経痛など各種神経痛を含む）、筋痛性脳脊髄炎（慢性疲労症候群）、末梢神経炎、中枢神経疾患（ジストニアなど）など
6. 自己免疫疾患：関節リウマチ、多発性筋炎など
7. 代謝性疾患：痛風など
8. 頭痛：緊張型頭痛、片頭痛、群発頭痛など
9. 精神神経学的疾患：気分障害、不安障害、身体表現性障害、統合失調症など
10. その他の全身性疾患：線維筋痛症、血液疾患、Ehlers-Danlos症候群、破傷風など

> **症例　顎関節障害（Ⅱ型）**

患者：23歳、女性。金融業勤務
主訴：開口時関節痛
画像所見：異常なし
現病歴：クリックの既往はみられなかった。患者は3日前に起床時の大開口時に右側顎関節に疼痛を自覚し、今日までに起床時の疼痛は悪化している。開口は38mmで可能であった。
口腔内所見：特記事項なし
口腔外所見：大開口時右側関節痛、咀嚼筋圧痛および顎関節外側極、外耳道に圧痛なし
生活環境：一人住まい。この3週間は残業が多く、帰宅は午後8時ごろで、睡眠時間は0:00～5:00であった。起床時眠気が強く、疲労感が残存しており、中途覚醒もあるとのことであった。日常での運動はなく、通勤時の歩行は30分程度で、就寝前にはメールを約40分やっているとのこと。起床時の開口時痛が顕著であった。
診断：顎関節痛障害（Ⅱ型）、睡眠不足による夜間クレンチングの疑い
経過：睡眠不足の解消と、疼痛を発症させる食物の摂食禁止、および以下の処方を行い、食直後に服用するよう指導した。なお、胃痛、吐き気、薬物アレルギーが出現した場合はすぐに服薬を止め、連絡するように話した。また服用中に開口時痛が軽快しても最低3日間は服薬するように指導した。
処方：ロキソニン®　3tab
食直後分3服用　7日分量

　7日目の再診時には疼痛は軽快していたが、最大開口時には軽度疼痛を認めたため、睡眠指導を継続し、処方はこれで終了とした。

●●画像検査の目的

　図❶は固いセンベイを食べた直後から顎関節痛があり、治らないと訴え、受診した患者のパノラマX線写真である。通常は外傷性顎関節炎の診断でよいのであるが、パノラマX線写真では左側下顎頭の骨折と骨梁の消失が確認され、現在、全身検索中である。このように、顎関節症でのパノラマX線撮影や四分割撮影の目的はほとんどが除外診断のためである。

　図❷は開口障害で受診した患者であるが、パノラマX線写真にて関節腔内の関節ねずみを疑わせる変形性顎関節症と診断された。しかし、

CTでは傍咽頭隙の悪性腫瘍が確認された。このような症例は枚挙にいとまがないほどある。ちなみに顎関節症で多く見る開口障害は30mm以上であり、これ未満の開口障害患者では他の疾患を疑う必要がある。

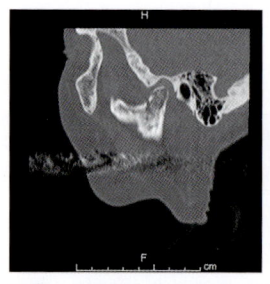

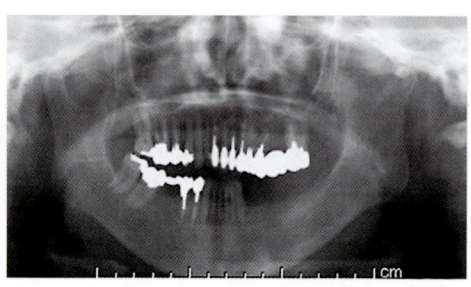

図❶　下顎頭の病的骨折。固いセンベイを噛んだ後、疼痛が継続するとして受診。パノラマX線写真にて左側下顎頭の骨折を認め、全身骨シンチにて長管骨に集積を認め、現在精査中である

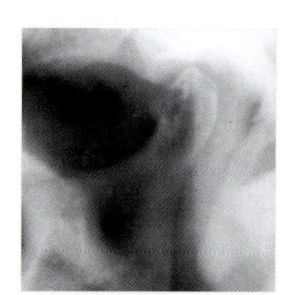

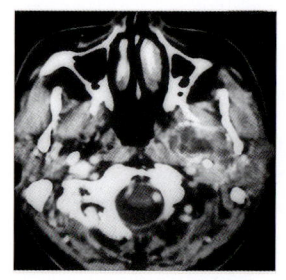

図❷　傍咽頭隙腫瘍。開口障害にて受診。パノラマX線写真にて関節ねずみとOAを認めたが、CTにて傍咽頭隙の腫瘍を認めた

処方例

【ロキソプロフェンナトリウム（ロキソニン®）1回60mg1錠　1日3回　3〜7日間】

【ジクロフェナクナトリウム（ボルタレン®）1回25mg1錠　1日3回　3〜7日間】

【アンフェナクナトリウム（フェナゾックス®カプセル）1回50mg1カプセル　1日4回　3〜7日間】

【インドメタシン（インドメタシン®カプセル）1回25mg1カプセル　1日2回　3〜7日間】

【ナプロキセン（ナイキサン®）1回100mg2錠　1日3回　3〜7日間】

知っておきたい投薬・キーポイント

顎関節症での消炎鎮痛薬投与
頓服ではなく、時間投与
通常は毎食後3回、服用期間は最低でも3日の連用が求められる

留意点：
　ほとんどの関節痛は軽度のことが多く、投薬するほどではない。投薬する前に疼痛の日内変動、疼痛を悪化させている要因の把握が必須であり、この管理だけでも疼痛は軽快することが多い。
　患者への説明は次のようにする。
　「捻挫した足でボールを蹴っていれば、痛みは退きません。痛みを持続・悪化させている要因を一緒に探しましょう。この痛みは体のSOS信号です。このSOSを薬で取り除き、ボールを蹴れば、薬の効果がなくなったときはもっとひどい痛みになってしまいます」

【参考文献】
1）日本顎関節学会：「顎関節症の概念（2013年）」「顎関節症と鑑別を要する疾患あるいは障害（2013年）」「顎関節・咀嚼筋の疾患あるいは障害（2013年）」および「顎関節症の病態分類（2013年）」の公表にあたって．日顎誌，25：100-105, 2013.
2）医薬品適応外使用に係わる保険診療上取り扱いについて（保医発 0928 第 1 号）.

10 歯性化膿性炎

金子明寛　東海大学医学部外科学系 口腔外科

●●歯性感染症と薬物療法

1）歯性感染症は、口腔連鎖球菌（*S. anginosus*グループなど）および嫌気性菌（*Prevotella*属、*Peptostreptococcus*属、*Fusobacterium*属および*Porphyromonas*属など）の複数菌感染である。

　歯性感染症は、1群から4群に分類される。

- 1群（歯周組織炎）：歯髄感染から起こる根尖性歯周組織炎と辺縁性歯周組織炎（歯槽膿漏）がある。これらが原因となり、歯肉膿瘍、歯槽膿瘍、口蓋膿瘍などを形成する。
- 2群（歯冠周囲炎）：主に埋伏智歯が原因である。埋伏智歯の歯冠周囲に、発赤、腫脹、排膿が認められる。膿瘍が形成されることは少ない。歯冠周囲炎が原因で顎炎、蜂巣炎などに炎症が進展することがある。
- 3群（顎炎）：1群の歯周組織炎、2群の歯冠周囲炎から波及する顎骨炎および顎骨骨髄炎が含まれる。1群および2群に比べて重症で、骨膜下のドレナージが必要である。
- 4群（顎骨周囲の蜂巣炎）：1群～3群から炎症が波及する。舌下隙、顎下隙、オトガイ下隙、翼突下顎隙、側咽頭隙、咽頭隙などの隙感染症を含む。隙のドレナージが重要である。

2）経口第三世代のセフェム系薬は血中濃度1μg/mL程度。ペニシリン系薬に比べ血中濃度、組織内濃度は低い（表❶）。

3）感染病巣である顎骨、膿瘍腔など口腔組織への抗菌薬移行濃度は低いので、感染根管処置波動を触知する症例では膿瘍切開などの消炎処置を行う。

4）歯性感染症に対する抗菌薬効果判定の目安は3日とし、増悪の際は外科的消炎処置の追加、他剤への変更を考慮する。

表❶ 経口ペニシリン系薬・セフェム系薬の血中濃度

薬剤	投与量	最高血中濃度μg/mL	薬剤	投与量	最高血中濃度μg/mL
ケフレックス® 第一世代	500mg	10	ケフラール® 第一世代	500mg	10
セフゾン® 第三世代	100mg	1.3	メイアクト® 第三世代	100mg	1.6
フロモックス® 第三世代	100mg	1.3	サワシリン® ペニシリン系	250mg	5.1

症例　歯性化膿性炎

患者：23歳、女性
主訴：嚥下痛、開口障害

　右半埋伏智歯を認める（X線：図❶）。これまで、何回か歯肉腫脹、疼痛などの症状が認められたが、開口障害などは認めず、数日で歯肉腫脹などは軽快していた。数日前より嚥下痛は認められ、今朝より開口障害（2横指）も認められ来院した。
口腔内所見：右下顎半埋伏智歯周囲の発赤、圧痛を認めるが波動は触知しない。右口底圧痛を軽度認める。
口腔外所見：右顎下部腫脹は認めないが、顎下リンパ節に圧痛を認める。前頸部発赤などは認めない。
診断：右下顎智歯周囲炎
経過：開口障害を伴うが、口底の圧痛、波動は認めなかった。アモキシシリン（サワシリン®）初回500mg

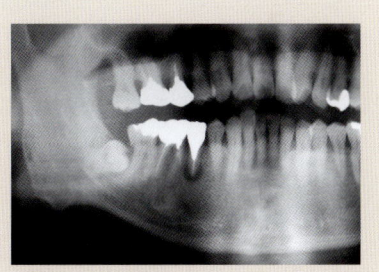

図❶

以後、毎食後および就寝前にアモキシシリン（サワシリン®）250mg服薬するようにした。翌日には、智歯周囲圧痛は残っていたが、開口障害は軽快傾向のためアモキシシリン（サワシリン®）250mg 1日4回を3日間継続した後に原因歯の抜歯を行った。
注意点：
①呼吸苦、著明な開口障害、前頸部の発赤の場合は、高次病院へ紹介する。
②著しい開口障害の際は隙への波及を念頭におく（図❷）。

図❷　頭頸部の各種隙

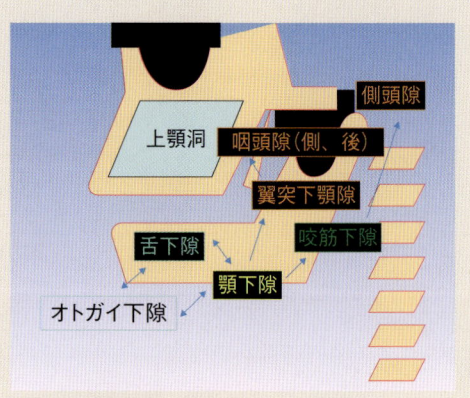

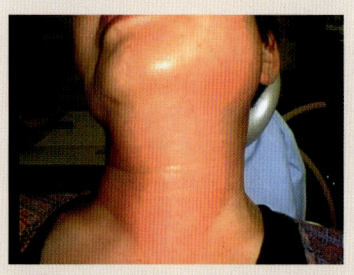

図❸

③顎下部の腫脹が軽度でも、前頸部発赤などが認められる疾患は、深頸部への炎症の波及の恐れがある(図❸)。

処方例

智歯周囲炎
■軽症から中等症(開口障害を認めない程度)
【アジスロマイシン(ジスロマック®)　500㎎　3日間】
　　または
【アモキシシリン(サワシリン®、パセトシン®など)　1,000㎎分4　5日間】
　　場合により初回は1回500㎎(2錠)　その後250㎎

■ 中等症以上（軽度開口障害を認め、自発痛少ない程度）
【アジスロマイシン成人用DS（ジスロマック®SR）2g　1回】

　服薬後2時間程度で下痢を認める比率が高い。
　本薬剤の下痢は腸管の菌交代現象によるものではないので、整腸剤の併用により発現が減少するものではない。多くは1〜2回の下痢で軽快する。
　服薬後に通勤するような際は処方しにくい。患者の予定を聞くことが必要。

■ 中等症以上（軽度開口障害を認める、本症例程度）
【シタフロキサシン（グレースビット®）1回100mg（2錠）　1日2回】
　または
【アモキシシリン（サワシリン®、パセトシン®）1回500mg*　1日3回】
　＊1回500mgの投与量は保険適応外

■ 開口障害が著しい例
　舌下隙、顎下隙などのドレナージおよび注射製剤を使用する。
　病院外来では半減期時間が長い。
【セフトリアキソン（ロセフィン®）1回1〜2g】

■ 入院を要する際は
【スルバクタム・アンピシリン（ユナシンS®）1回3g　1日4回】*

顎骨周囲の蜂巣炎、頸部膿瘍
■ 入院を要する際は
【注射剤：スルバクタム・アンピシリン（ユナシンS®）1回3g　1日4回】*
＊スルバクタム・アンピシリン（ユナシンS®）は、平成24年3月16日医薬品の適応外使用に係る保険診療上の取り扱いについて、により顎骨周囲の蜂巣炎に対する適応外使用が認められた。

■重症・難治例には
【メロペネム（メロペン®）１回１gを上限として　１日３回】

　また、クリンダマイシン（ダラシンS®）が、2013年７月に顎炎、顎骨周囲の蜂巣炎の適応となった。

【クリンダマイシン（ダラシンS®）の処方】
- 通常成人には、
  １日600〜1,200㎎（力価）を２〜４回に分けて点滴静注
- 通常小児には、
  １日15〜25㎎（力価）／kgを３〜４回に分けて点滴静注
- 難治性または重症感染症には症状に応じて、
  成人では１日2,400㎎（力価）まで増量し、２〜４回に分けて投与
  小児では１日40㎎（力価）／kgまで増量し、３〜４回に分けて投与
  クリンダマイシンは壊死性筋膜炎に関する処方例のように他剤と併用されることが多い。

壊死性筋膜炎
　カルバペネム系薬とクリンダマイシン（ダラシンS®）の併用

保険メモ
①歯周組織炎で抗菌薬処方時は、P急発の傷病名が必要
②Pulでは抗菌薬の処方不可。Per病名等、必要
③埋伏歯病名のみでは抜歯時・抜歯後を除き、抗菌薬の処方は不可。Pericoなどの炎症病名が必要

知っておきたい投薬・キーポイント

日常臨床で遭遇する頻度の高い1群（歯周組織炎）、2群（歯冠周囲炎）への投薬

第1選択薬
アモキシシリン（サワシリン®、パセトシン®）
1回250mgを1日3〜4回　3〜7日間 服用 （小児は1日量20〜40mg/kgを3〜4回に分割）
アジスロマイシン（ジスロマック®）
1回500mgを1日1回3日間 服用
第2選択薬
シタフロキサシン（グレースビット®）
1回100mgを1日1〜2回3〜7日間 服用
ファロペネム（ファロム®）
1回150〜200mgを1日3回3〜7日間 服用 （小児は1日量15mg/kgを3回に分割）

留意点：
①小児でペニシリンアレルギーのある場合マクロライド系薬あるいはセフェム系薬を用いる。
　ただしペニシリンアレルギー患児の約15％にセフェム系薬にもアレルギーを有するので注意が必要である。
②マクロライド系薬の小児における歯科適応薬は、リカマイシン®の販売終了後はジョサマイシンのみとなるため、マクロライド系薬については保険適応外薬を示す。
- クラリスロマイシン（クラリス®）
  1日量15mg/kgを2回分割 3〜7日間 服用
- アジスロマイシン（ジスロマック®）
  1日量10mg/kgを1日1回 3日間 服用
- セファクロル（ケフラール®）
  1日量20〜40mg/kgを3回分割 3〜7日間 服用
③クリンダマイシン（ダラシン®）の小児製剤は販売されていない。

11 上顎洞炎

松野智宣　日本歯科大学生命歯学部 口腔外科学講座

●●上顎洞炎と薬物療法

1）上顎洞炎は副鼻腔炎の一つで、歯性上顎洞炎は上顎洞炎全体の約10～12%とされている[1]。鼻性の多くはウイルスによる風邪症候群の二次感染としての急性であり、慢性のものはアレルギーなどで鼻腔や上顎洞粘膜がうっ血し、自然孔からの粘液の排出困難によって生じることが多い。

2）歯性上顎洞炎の多くは上顎大臼歯の根尖病巣に起因するものであったが、近年ではインプラント治療に関連する上顎洞炎が増加している[2]。上顎洞炎に適切な初期治療が行われないと慢性化し、上顎洞の炎症が前頭洞、篩骨洞、蝶形骨洞といった副鼻腔へ波及し、重篤な感染症になることもある。

3）急性の鼻性上顎洞炎の起炎菌は、*H. influenza*や*S. pneumonia*、*S. aureus*などである。しかし、歯性上顎洞炎では主に通常の歯性感染症と同じような好気性および嫌気性のレンサ球菌やBacteroides、Enterobacteriaceaeなどの嫌気性菌が起炎菌である[3]。また、急性上顎洞炎から分離される細菌の25%がβ-ラクタマーゼ産生菌であり、とくに歯性ではその多くが嫌気性菌である。

4）そのため、歯性感染による上顎洞炎にはβ-ラクタム系薬であるペニシリンやセフェム系薬、あるいはクリンダマイシンなどの抗菌薬が効果的である。なお、急性副鼻腔炎治療ガイドライン（日本鼻学会、2010）によれば[3]、ペニシリン系抗菌薬であるAMPC（サワシリン®など）*またはABPC（ビクシリン®）が抗菌スペクトラムと組織移行性などから第1選択薬とされ、臨床効果と起炎菌から効果が認められない場合にセフェム系抗菌薬を選択することが推奨されている（エビデンスレベルⅡb：推奨度A）。また、AZM（アジスロマイシン）の2g単回投与も推奨されている。（＊副鼻腔炎への適応症記載はないので注意）

5）歯性上顎洞炎では、抗菌薬療法とともに原因歯に対する根管治療や抜歯などの処置、あるいは洞内に迷入したインプラントや拡散している骨移植材などの異物の除去が必要となる。その際の診断、病態や治療経過の把握などに、現在ではコーンビームCT（CBCT）が有用になっている。

6）薬物などによる保存的治療に抵抗する歯性上顎洞炎に対しては、これまで、犬歯窩からアプローチし、病的な洞粘膜の除去および対孔を下鼻道に設置する上顎洞根治術が行われてきた。しかし、耳鼻科領域では1990年代から内視鏡下鼻副鼻腔手術が標準術式として行われている。これにより、自然孔の拡大が経鼻的に低侵襲・短時間に行え、さらに迷入した歯根やインプラントなども同時に除去できるようになり、患者の負担が軽減している。

症例1　歯性上顎洞炎および歯肉膿瘍

患者：32歳、男性
主訴：右側上顎臼歯部の疼痛・歯肉腫脹、右側鼻閉感

約3年前に根管治療を受けたが、治療途中で放置していたところ、1年前から次第に右側の鼻閉感を認めるようになったという。また、2ヵ月前からは右側上顎臼歯部の疼痛と歯肉腫脹を繰り返すようになったが、3日前から症状が増悪したため、近医歯科から紹介された。

口腔内所見：6|は残根状態で、口蓋歯肉の発赤腫脹と圧痛を認める（図❶）。

口腔外所見：顔貌は左右対称性だが、右側頬部の圧痛を認める。

X線所見：6|は根分岐部で破折し、根尖周囲から上顎洞内にかけて不透過性の亢進を認める（図❷）。また、CTでは右側上顎洞の骨破壊は認めないが、洞内は含気性が消失し、不透過像となっている（図❸）。

診断：6|起因　歯性上顎洞炎および歯肉膿瘍

処置および経過：原因歯周囲に歯肉膿瘍が認められたため、初回アモキシシリン（サワシリン®）500

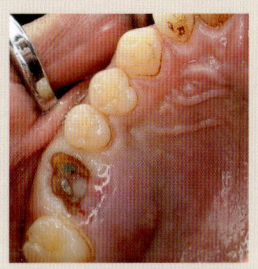

図❶　口腔内（図1～8は東大宮病院歯科口腔外科科長 山口昌彦先生のご厚意による）

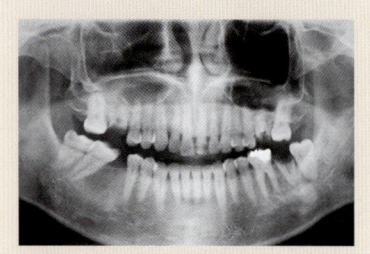

図❷　パノラマX線写真

図❸　CT

mgの内服、それ以降は250mgを毎食後と就寝前の1日4回を5日間内服させた。3日後、急性炎症が消退したため原因歯を抜去した。抜歯後、不良肉芽を搔爬すると、抜歯窩は上顎洞と交通していたため（図❹）、同部からシリンジで生理食塩水による洞内洗浄を行った。1週後、抜歯窩は閉鎖傾向を認めたため、経過観察とした。しかし、1ヵ月後も鼻閉が消退しないため、耳鼻科で内視鏡下鼻副鼻腔手術を

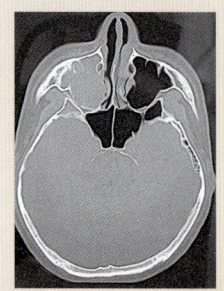

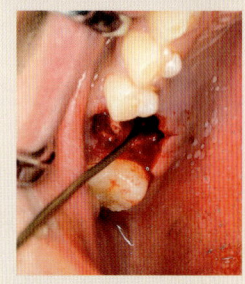

図❹　抜歯後に上顎洞と交通

依頼。術後、鼻閉などの上顎洞炎症状は消退した。

症例2　インプラント迷入による上顎左側上顎洞炎

患者：68歳、男性
主訴：左側鼻閉感、鼻漏

　約25年前に|7部にインプラント埋入手術を受け、その後、左側に慢性的な鼻閉感を自覚していたが放置していたという。半年前から悪臭のある鼻汁を自覚するようになり、症状が強くなったため耳鼻科受診したところ、歯科での精査を勧められた。

口腔内所見：特記事項なし
口腔外所見：顔貌は左右対称性だが、左側頬部に軽度の圧痛を認める。
X線所見：左側上顎洞底部付近にインプラント体と思われる不透過物を認め（図❺）、CTでは左側上顎洞全体が不透過像となり、さらに不透過性の高い異物が認められる（図

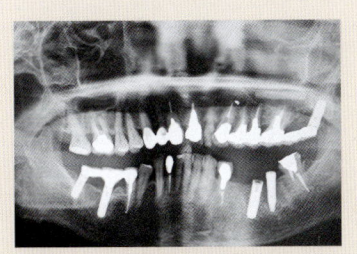

図❺ パノラマX線写真

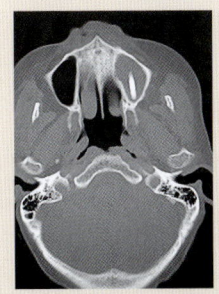

図❻ CT

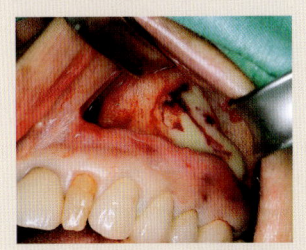

図❼ 犬歯窩からの開洞と排膿

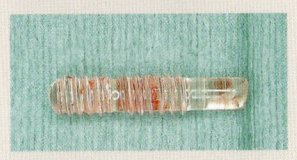

図❽ 摘出されたサファイアインプラント21

排膿を認めた（図❼）。生理食塩水による洞内洗浄を行い、インプラントを摘出した（図❽）。術後はセフカペンピボキシル塩酸塩水和物（フロモックス®）100mgを毎食後5日間内服させた。その後は鼻閉や鼻漏などが次第に消退していった。

❻）。
診断：インプラント迷入による上顎左側上顎洞炎
処置および経過：局所麻酔下で犬歯窩から開洞したところ、多量の

注意点（歯性上顎洞炎治療のアルゴリズム、図❾）
①上顎洞炎が疑われた場合、まず歯性であるか、そして原因歯はどれか、さらに洞内の含気性や洞粘膜の肥厚をCBCTやCTなどの画像所見から診断する。

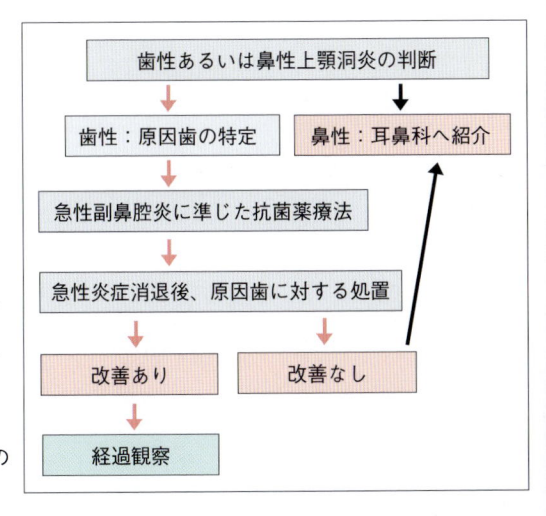

図❾ 歯性上顎洞炎治療のアルゴリズム

```
歯性あるいは鼻性上顎洞炎の判断
   ↓                          ↑
歯性：原因歯の特定    鼻性：耳鼻科へ紹介
   ↓
急性副鼻腔炎に準じた抗菌薬療法
   ↓
急性炎症消退後、原因歯に対する処置
   ↓           ↓
改善あり      改善なし ──→
   ↓
経過観察
```

②急性炎症がある場合は、AMPCやABPCなどの抗菌薬の投与とともに、原因歯などに対する処置を併用する。
③上顎洞炎として適応が認められている内服の抗菌薬は、CEX（ケフレックス®）、JM（ジョサマイシン®）、MINO（ミノマイシン®）であるが、副鼻腔炎としてはAZM（ジスロマック®）、CAM（クラリス®）、OFLX（タリビット®）、FMOX（フロモックス®）など多数が適応。
④原因歯に対する処置後、慢性的な上顎洞炎症状が継続する場合は、耳鼻科での対応（内視鏡下鼻副鼻腔手術など）を検討する。

処方例

急性副鼻腔炎（図❿）

①【アモキシシリン水和物（サワシリン®）初回500mg、その後1,000mg 分4】*

【アンピシリン水和物（ビクシリン®）1,000mg　分4】

＊AMPCは、平成24年3月16日に医薬品の適応外使用に係る保険診療上の取り扱いについて、急性副鼻腔炎に対する適応外使用が認められた。

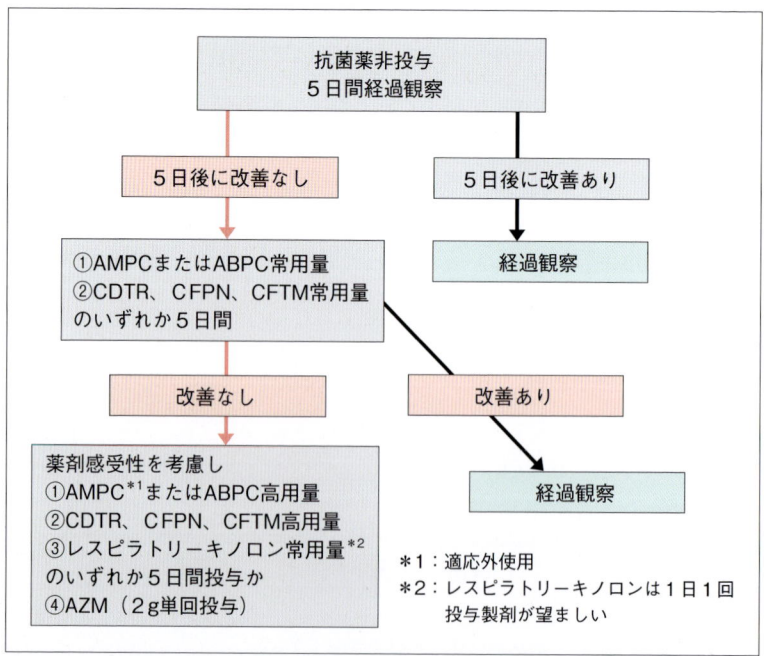

図❿　急性副鼻腔炎治療のアルゴリズム（成人・軽症）（参考文献[3]より引用）

②【セフジトレン ピボキシル（メイアクト®）300㎎　分３】
　【セフカペン ピボキシル塩酸塩水和物（フロモックス®）300㎎　分３】
　【セフテラム ピボキシル（トミロン®）300㎎　分３】
　のいずれか５日間投与。
　改善がなければ、①あるいは、②の高用量投与
③【レボフロキサシン水和物（クラビット®）500㎎　１日１回】
　のいずれか５日間投与。
④【アジスロマイシン水和物（ジスロマック®）２ｇ単回投与】

知っておきたい投薬・キーポイント

慢性副鼻腔炎のマクロライド療法

長期使用の処方薬

クラリスロマイシン（クラリス®）200㎎ １日１回　２～３ヵ月投与

留意点：
①慢性副鼻腔炎治療における薬物療法
　マクロライド系抗菌薬を少量で長期間（３ヵ月）内服する治療法で、2007年に日本耳鼻科学会が作成した「副鼻腔炎診療の手引き」薬物治療の１つとされている。ただし、自然孔が高度に閉塞している副鼻腔炎ではその有効性は低いとされている。
②マクロライドの慢性副鼻腔炎に対する効果
　抗菌作用ではなく、抗炎症作用や分泌抑制や活性酸素の生成抑制、サイトカインの分泌制御、原因菌のバイオフィルムの形成阻害などであり、さらに鼻漏・後鼻漏の量と性質の改善する効果がある。特に過分泌タイプの慢性副鼻腔炎に対しての気道粘膜分泌抑制作用が優れている。
③長期のマクロライド療法に用いられる薬は、おもに14員環マクロライド（CAM：クラリス®）が使用される。

【参考文献】
1） Brook I：Sinusitis of odontgenic origin, Otolalyngol Head Neck Surg, 135：349-355, 2006.
2） 日本顎顔面インプラント学会学術委員会：インプラント手術関連の重篤な医療トラブルについて　調査報告書. 顎顔面インプラント誌, 11：31-39, 2012.
3） 急性鼻副鼻腔炎診療ガイドライン作成委員会：急性鼻副鼻腔炎診療ガイドライン. 日鼻誌, 49：143-198, 2010.

12　歯痛

須田英明　東京医科歯科大学大学院医歯学総合研究科
歯髄生物学分野

●●はじめに

　痛みの疫学研究で有名なLiptonレポート[1]によると、口腔顔面領域で最も多いのが「歯痛」であり、過去半年以内に2回以上の「歯痛」を経験した米国成人の数は約2千2百万人と推定されるという(**表❶**)。それほどに多い「歯痛」への対策として、Khanら[2]は3D戦略、すなわち診断(Diagnosis)、確定的歯科治療(Definitive dental treatment)、および薬物療法(Drugs)が効果的であると述べている。

　臨床的に「歯痛」を引き起こし得る疾患は多数存在する。日本歯科薬物療法学会では、「消炎鎮痛薬の効果判定基準作成委員会（歯痛）」を2005年に設置し、その活動のなかで、社会保険病名のなかから50を超える「歯痛」を伴う歯科疾患を選択・列挙し、日本歯科医学会へ通知した。本書の全体構成を鑑み、本稿では、象牙質知覚過敏症および急性歯髄炎を対象として述べることとする。

●●象牙質知覚過敏症

　関連痛や幻歯痛などの例外を除き、一般に歯の痛みは歯およびその周囲組織に分布する痛覚神経線維の受容器(自由神経終末)が刺激されることによって惹起される。痛覚を伝える神経線維は、神経生理学的

表❶　米国において過去6ヵ月以内に口腔顔面の痛みを2回以上経験した成人の推定数とその割合
(単位：千人)

痛みの種類	女性	男性	合計
歯痛	11,774（12.5%）	10,238（12.0%）	22,012（12.2%）
口腔のヒリヒリ感・痛み	8,408（ 8.9%）	6,658（ 7.8%）	15,066（ 8.4%）
顎関節痛	6,490（ 6.9%）	3,005（ 3.5%）	9,495（ 5.3%）
顔面／頬部の痛み	1,767（ 1.9%）	774（ 0.9%）	2,541（ 1.4%）
口腔の灼熱感・痛み	758（ 0.8%）	512（ 0.6%）	1,270（ 0.7%）

に有髄のAδ線維と無髄のC線維とに分類される。前者は速い伝導速度を有し、定位がよく、針で刺されるような鋭い痛みを伝えるのに対し、後者の伝導速度は遅く、定位が悪く、鈍く焼けつくような痛みを伝えるとされる。

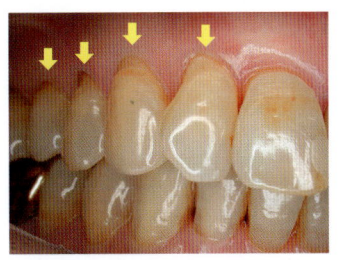

図❶　歯肉退縮による歯根露出を伴う象牙質知覚過敏歯(矢印)

　象牙質-歯髄複合体においては、痛覚を伝えるAδ線維の終末は歯髄外層に分布し、さらにその一部は象牙細管内に進入すると報告されている[3]。これらは象牙細管内容液の動きに鋭敏に反応して興奮し(動水力学説)、短く鋭い痛みを生じさせる。象牙質知覚過敏症の痛みに関与するのは、主にこれらの神経線維である。様々な要因により開口した象牙細管が口腔内に露出すること、そして炎症によって神経線維が過敏化されること等が象牙質知覚過敏の本態と考えられる。今日の超高齢社会においては、歯の咬耗・摩耗あるいは歯肉の退縮を伴う象牙質知覚過敏歯が頻見され(図❶)、薬物療法を含め、それらへの適切な対応が重要性を増している。

●●急性歯髄炎

　象牙質-歯髄複合体において、痛覚を伝える求心性C線維の多くは歯髄深層に終止している[3]。それらの空間的配置および高い刺激閾値ゆえ、通常の場合、それらが外来刺激によって興奮することは少ない。しかし、様々な要因によって急性炎に陥った歯髄では、それらが自発的かつ活発に反復して発火し、強い自発痛や心拍に一致した拍動痛を覚えるようになる。Aδ線維と異なり、C線維は炎症下における低酸素状態にも抵抗性が高いため、自発痛は長時間にわたって持続し得る[4]。こうした状況に陥った患者を、薬物療法を含め、すみやかに痛みから解放することは歯科医師の重要な責務の一つである。

象牙質知覚過敏症の薬物療法

　象牙質知覚過敏とは、明らかなう蝕や歯の破折等が認められないにもかかわらず、外来刺激（擦過、温熱、冷熱、化学物質、浸透圧、乾燥など）が歯に加わったとき、一過性に鋭い痛みが惹起される状態を

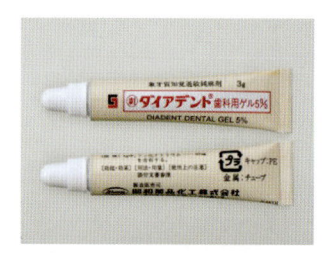

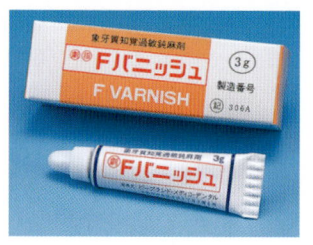

図❷ 象牙質知覚過敏症治療薬。左：ダイアデント®歯科用ゲル５％（昭和薬品化工）。右：Ｆバニッシュ歯科用５％（東洋製薬化成）

いう。象牙質知覚過敏歯では、口腔内に象牙質が露出し、その表面に多数の開口した象牙細管が観察される。その処置法の多くは、開口した象牙細管の封鎖に主眼がおかれる。象牙質知覚過敏症治療薬としては以下のものがある。

１）塩化亜鉛

　８％塩化亜鉛溶液が用いられる。知覚過敏部位への単純な貼付よりも、イオン導入によって電気泳動的に亜鉛イオンを象牙細管深部へ送り込むほうが効果的である。象牙細管内に侵入した亜鉛は、細管内のタンパク質を変性・凝固させて外来刺激を遮断するとともに、カルシウムと置換して不溶性の亜鉛化合物として沈着し、象牙細管を封鎖する[5]。

２）フッ化ジアンミン銀

　38％フッ化ジアンミン銀液（サホライド®液歯科用38％、東洋製薬化成）が用いられる。象牙質知覚過敏部位を清掃・乾燥した後、薬液の数滴（0.15〜0.20mL）を小綿球等にしみ込ませ３〜４分間塗布する。その後、水洗して残余の薬剤を除去する。本剤は象牙細管内のタンパク質を凝固させ、また不溶性塩を形成することにより、象牙細管を閉塞する。なお、患部に銀粒子が沈着して黒変するので、審美性が求められる部位には適用されない。

３）フッ化ナトリウム（図❷）

　フッ化ナトリウムの５％ゲル剤（ダイアデント®歯科用ゲル５％：昭和薬品化工、Ｆバニッシュ歯科用５％：東洋製薬化成）が用いられる。患部を清掃した後、綿花で清拭してから本剤の適量を取り、スパーテル等で患部を覆うように塗布して整形する。次いで、綿球またはスプレーで水を撒布して表面を硬化させ、さらに洗口させる。十分な効果

を得るためには、本剤を4～6時間以上患部に付着させておくことが必要である。

　上記の薬剤は、刺激伝導路として働く象牙細管の閉塞、あるいは機能的狭窄を主眼としている。接着歯学が発達した今日では、歯質接着材料等を用いて象牙細管やマイクロクラックの封鎖を図る方法が採用されることも多い[6]。

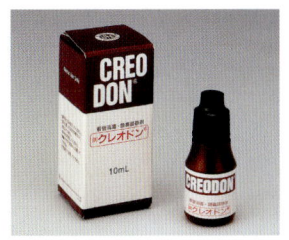

図❸　歯髄鎮静・鎮痛薬　グアヤコール（クレオドン®：ネオ製薬工業）

急性歯髄炎の薬物療法
　急性炎によって自発痛や誘発痛を生じている歯髄は、病理組織学的にみて保存が困難であるため、局所麻酔下に全部除去（抜髄）するのが原則である。しかしながら、急患で来院した場合など、抜髄処置を施すための時間的余裕がないケースは多い。また、急性歯髄炎の症例では局所麻酔が奏効しにくいことが知られており、歯髄鎮静・鎮痛薬の局所投与や、消炎鎮痛薬の経口投与で痛みをコントロールし、次回来院時に抜髄処置を行うことも少なくない。

1）歯髄鎮静・鎮痛薬（図❸）
　フェノール製剤（液状フェノール、フェノール・カンフル）、フェノール誘導体製剤（グアヤコール、パラクロロフェノール・グアヤコール、パラクロロフェノールカンフル、クレオソート）、植物性揮発油類（ユージノール製剤、チョウジ油）などが歯髄鎮静・鎮痛薬として用いられる。それらの用法・用量および使用上の注意点については、成書を参照されたい[7]。

2）経口鎮痛薬
　急性歯髄炎の痛みに対して最もよく用いられる鎮痛薬は、非ステロイド性抗炎症薬（NSAIDs）である。NSAIDsは、プロスタグランジンの生合成を阻害することにより、炎症反応を抑制して鎮痛作用を示す。Bunczak-Reeら[8]は、プロピオン酸系NSAIDsに属するフルルビプロフェン（フロベン®など）が、炎症歯髄に有意に多く取り込まれることをアイソトープ実験で示している（図❹）。その他には、アセトアミノフェンや漢方薬が使用される。**表❷**は、日本歯科医師会が発表した「薬

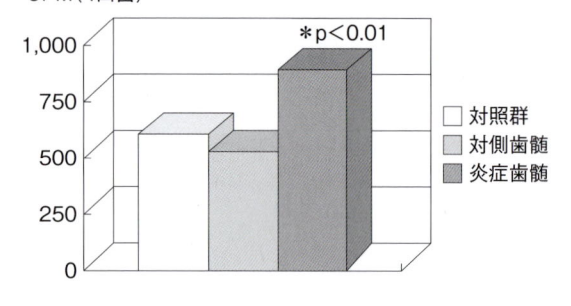

図❹ NSAIDsの炎症歯髄への移行。人為的に臼歯の歯髄炎を惹起させたラットに^{14}C-flurbiprofenを静脈内投与。炎症歯髄では対側の健常な臼歯歯髄および対照群の臼歯歯髄に比べ、NSAIDsの取り込みが有意に多い（文献[8]より引用改変）

表❷ 歯痛・歯髄炎に適応のある鎮痛消炎薬（内用薬）

	製品名	一般名（成分）	歯痛	歯痛の消炎・鎮痛・解熱	歯髄炎の鎮痛・消炎	抜歯後、歯髄炎、歯根膜炎の消炎・鎮痛	抜歯後、智歯周囲炎、歯髄炎の消炎・鎮痛
アニリン系	ピリナジン末、カロナール*	アセトアミノフェン	●				
サリチル酸系	アスピリン	アスピリン	●				
	バファリン配合錠A330	アスピリン・ダイアルミネート	●				
アントラニル酸系	オパイリン	フルフェナム酸アルミニウム				●	
	ポンタール、マイカサール*	メフェナム酸		●			
アリール酢酸系	インドメタシン、インテバン*	インドメタシン		●			
	ボルタレン、アデフロニック*、ソレルモン*	ジクロフェナクナトリウム	●				
プロピオン酸系	フロベン、アップノン*	フルルビプロフェン			●		
	ロキソニン、スリノフェン*、カンファタニン*	ロキソプロフェンナトリウム	●				
塩基性	メブロン	エピリゾール					●
配合剤	キョーリンAP2顆粒	シメトリド、無水カフェイン	●				
	SG顆粒	アセトアミノフェン、無水カフェイン他	●				
漢方薬	ツムラ立効散エキス顆粒	立効散	●				

＊は後発医薬品（文献[9]より引用改変）

症例　急性化膿性歯髄炎

患者：26歳、男性
主訴：左下の奥歯がズキズキ痛む
現病歴：昨夜、突然に自発痛が発現し、来院時も持続
現症：下顎左側大臼歯部の拍動性自発痛
診査：下顎左側第2大臼歯に大きなう窩。電気抵抗値測定により同歯の露髄を確認。所属リンパ節の圧痛(+)。デンタルX線所見で患歯の髄室・根管内に石灰化物が充満。
診断：急性化膿性歯髄炎（下顎左側第2大臼歯）
経過：ジクロフェナクナトリウム（ボルタレン®錠25mg）1日3回、1回1錠、毎食後服用、3日分を処方。来院翌日に局所麻酔下にて下顎左側第2大臼歯を抜髄。術後も残余の処方分を服用するよう指示。症状の消退を確認し、1週後に根管充填。その後、経過良好につき歯冠修復。

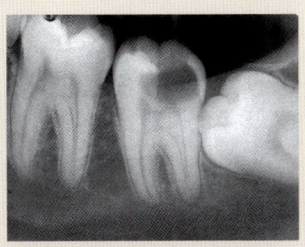

図❺　26歳、男性。急性化膿性歯髄炎（下顎左側第2大臼歯）

価基準による歯科関係薬剤点数表（平成26年4月1日現在）」[9]に掲載された、歯痛・歯髄炎に適応のある鎮痛消炎薬（内用薬）である。

処方例

急性化膿性歯髄炎

　急性化膿性歯髄炎による歯痛には酸性NSAIDsの内服が著効を示す。その処方が可能な場合には上記例のほか、以下の処方例を採用できる。いずれの場合でも短期間の服用で十分な効果が得られるが、可及的速やかに歯内療法を施すこと。

■ 標準例（通常成人）
【ロキソプロフェンナトリウム（ロキソニン®錠60mg）1日3回　1回1錠　毎食後服用　3日分】
【メフェナム酸（ポンタール®カプセル250mg）　1日4回　1回2カプセル　6時間毎服用　3日分。空腹時の服用は避けること】

■酸性NSAIDsを処方できない症例
【アセトアミノフェン（カロナール®錠200）　1日3回　1回2錠　毎食後服用、3日分】

　なお、カロナール®は1回1,000mg、1日4,000mgまで使用可能である（2011年1月承認）。

■歯痛が著しい症例

　Khanら[2]は、著しい歯痛症例に対し、酸性NSAIDsとアセトアミノフェンとの併用を推奨している。ここでは下記の処方例を掲げる。

　上記の標準例（通常成人）ロキソプロフェンナトリウムまたはメフェナム酸のNSAIDsの分服に加え、頓用としてアセトアミノフェン（カロナール錠®300）、1回3錠、疼痛時服用、5回分を処方。ただし、頓用については1日3回を上限とし、投与間隔は4～6時間以上とする。

【参考文献】

1) Lipton JA et al.：Estimated prevalence and distribution of reported orofacial pain in the United States. J Am Dent Assoc, 124：115-121,1993.
2) Khan S et al.：Pharmacologic control of dental pain. In Seltzer and Bender's Dental Pulp. 2nd ed、Ed by Hargreaves KM et al.,Quintessence Publishing, Chicago,185-204, 2012.
3) 須田英明：歯内療法におけるペインコントロール.In 歯界展望別冊／Newエンドドンティクス, 医歯薬出版, 東京,17-25,1999.
4) 池田英治：物理的および化学的刺激に対する歯髄神経線維の応答性の変化.口病誌 55：570-584,1988.
5) 日本歯科薬物療法学会編：日本歯科用医薬品集. 第3版, 永末書店, 京都, 26-28,2007.
6) 日本歯科医師連盟（H.T.）：知覚過敏に対する非浸透性処置―知覚過敏抑制剤―.日歯連盟広報 101：6-7, 2013.
7) 須田英明：歯内療法に用いられる薬物. In現代歯科薬理学,第5版,加藤有三・篠田壽監修,医歯薬出版, 東京, 2012：355-369.
8) Bunczak-Ree MA et al.：Effect of inflammation on delivery of drugs to dental pulp. J Endod, 24：822-825,1998.
9) 日本歯科医師会編：薬価基準による歯科関係薬剤点数表. 日本歯科医師会, 東京, 2014：34-35.
10) Olson AK et al.：Update on antibiotics for endodontic practice. Compend Continuing Educ Dent,11：328-332,1995.
11) Walton R et al.：Endodontic interappointment flare-ups：a prospective study of incidence and related factors. J Endod,18：172-177,1992.
12) 和達礼子ほか：歯痛に対する非ステロイド性消炎鎮痛（NSAIDs）の鎮痛効果―標準的評価方法の検討―. 歯科薬物療法 32：16-27, 2013.

知っておきたい投薬・キーポイント

- 急性歯髄炎の救急処置として抗生物質を処方することは科学的根拠がなく、不適切である[10]。

- 来院時に歯痛（自発痛）のある症例は、術後疼痛の発現頻度が高い[11]（図❻）。

- 歯痛に対する
  ロキソプロフェンナトリウム（ロキソニン®錠60mg　1錠）、
  メフェナム酸（ポンタール®錠250mg　2錠）
  および
  アセトアミノフェン（カロナール®錠200　2錠）
  の頓用処方は、効果がほぼ同じである[12]（図❼）。

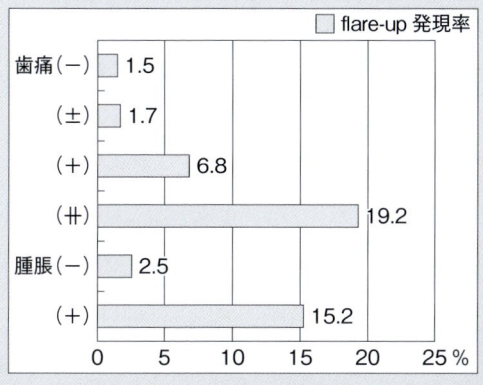

図❻　来院時における臨床症状と術後の急性症状（flare-up）との関係。来院時に強い歯痛（++）や患歯周囲の歯肉腫脹（+）がある症例では、術後に急性症状が発現しやすい（文献[11]より引用）

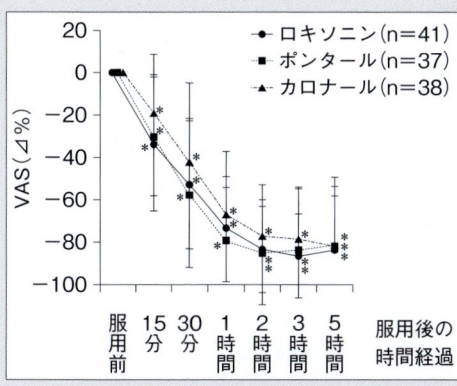

歯痛	flare-up 発現率
(−)	1.5
(±)	1.7
(+)	6.8
(++)	19.2

腫脹	
(−)	2.5
(+)	15.2

図❼　ロキソニン®60mg、ポンタール®500mg、カロナール®400mg投与後における歯痛（VAS値）の変化率。3剤間に顕著な差異は認められない。*$p<0.01$；投与前との比較（文献[12]より引用）

13 抜歯後痛・術後痛

山口　晃　日本歯科大学新潟病院 口腔外科

　抜歯後痛・術後痛には種々あるが、①抜歯あるいは手術直後に麻酔覚醒とともにみられる急性痛、②抜歯2〜3日後から生じるドライソケット、③術後に生じる慢性疼痛に分けて述べる。

●●抜歯後・術後の急性痛に対する薬物療法
1）抜歯後・術後の急性痛
　抜歯後・術後の急性痛は、局所の組織損傷に伴う反応性炎症に起因する。とくに炎症の過程でアラキドン酸から生成されるプロスタグランジンが急性痛を生じる発痛物質であり、このプロスタグランジンの合成を抑制するのが、酸性非ステロイド性抗炎症薬（Non-Steroidal

表❶　歯科適応があり使用頻度の高い鎮痛薬（NSAIDs）

分類	一般名（商品名）	歯科適応
非酸性	アセトアミノフェン （カロナール®錠200、300）	歯痛 歯科治療後の疼痛
塩基性	チアラミド塩酸塩 （ソランタール®錠50mg、100mg）	抜歯後の鎮痛・消炎 智歯周囲炎
	エピリゾール （メブロン®顆粒30%）	手術・外傷・抜歯後の鎮痛・消炎、歯髄炎、智歯周囲炎
	エモルファゾン （ペントイル®錠100mg、200mg）	手術、外傷後の 鎮痛・消炎
酸性	ロキソプロフェンナトリウム （ロキソニン®錠60mg）	歯痛、手術・外傷・ 抜歯後の鎮痛・消炎
	ジクロフェナックナトリウム （ボルタレン®錠25mg）	手術ならびに抜歯後の 消炎・鎮痛
COX-2阻害	セレコキシブ （セレコックス®錠100mg、200mg）	手術・外傷後ならびに 抜歯後の鎮痛・消炎

◎　一般的に鎮痛薬を経口投与する際は、投与間隔は4〜6時間以上あけ、空腹時は避けることが望ましい

Anti-Inflammatory Drugs：NSAIDs）である。NSAIDsには、酸性NSAIDs以外に非酸性NSAIDs、塩基性NSAIDsがある（**表❶**）。

2）プロスタグランジン

　アラキドン酸にシクロオキシゲナーゼ（COX）という酵素が作用するとプロスタグランジンが生成されるが、この酵素にはCOX-1とCOX-2の2種類があり、それぞれ生成されるプロスタグランジンの種類および作用部位が異なる。

①このうち、抜歯後痛・術後痛に関連するのは、炎症性プロスタグランジンであるPGE_2やPGI_2であり、COX-2の作用で生成されるプロスタグランジンである。

②一方、COX-1の作用によって生成されるプロスタグランジンは生理的プロスタグランジンとも呼ばれ、胃粘膜保護、血流・血圧の維持、血小板凝集に関与する。酸性NSAIDsはCOX-1、COX-2の両者の作用を強力に阻害するため、炎症性プロスタグランジンのみならず生理的プロスタグランジンの生成も抑制する。そのため、胃潰瘍や腎血流減少による腎障害などの副作用が現れる。

用法・用量	備　考
頓用：1回300〜1,000mg	・1日総量4,000mgを限度とする ・COX阻害作用がないため消炎作用はないが、副作用が少ない ・肝障害患者、アルコール常飲者で過量投与すると肝障害を来す
1回100mg　1日3回	・COX阻害作用が少なく副作用が少ない ・抗炎症作用はあるが、慢性炎症に対する効果は少ない
1日量150〜450mgを2〜4回に分けて投与	・塩基性NSAIDsのなかでは比較的鎮痛効果は高いが、アセトアミノフェンよりも劣る
1回200mg　1日3回	・添付文書でアスピリン喘息患者に禁忌はないが、投与する場合は十分な注意が必要である
1回60mg　1日3回 頓用：1回60〜120mg	・プロドラッグなので比較的副作用が少ない ・消炎・鎮痛作用が強い
1回25mg　1日3回 頓用：1回25〜50mg	・効果発現が早く、消炎・鎮痛作用が強い ・1日量75〜100mg
頓用：初回のみ400mg 2回目以降1回200mg 1日2回まで	・投与間隔を6時間以上あける ・心血管系塞栓性事象（心筋梗塞、脳卒中）が起こることがある ・心機能障害、高血圧症で悪化させることがある（水、Na貯留）

③選択的COX-2阻害薬は、COX-2の作用のみを選択的に阻害して炎症性プロスタグランジンの生成を抑制する目的で開発され、効果も認められるが、同時に血栓症のリスクが高まる結果となった。これは、COX-2阻害により、血小板凝集抑制作用をもつPGI_2が抑制される一方、COX-1が血小板凝集作用をもつトロンボキサンＡ２を生成するため、結果として血小板凝集作用が強く出現するためと考えられている。

3）普通抜歯や低侵襲手術の術後で反応性炎症が少ない場合

　非酸性NSAIDsであるアセトアミノフェンが推奨される。アセトアミノフェンは、COX阻害作用がなく安全性が高い。

4）埋伏智歯抜去や中程度以上の侵襲を伴う手術後

　術後の炎症症状が懸念される場合は、消炎作用と鎮痛作用が強い酸性NSAIDsが有効である。

5）術後感染を合併している場合

　必ず起炎菌に有効な抗菌薬を投与する。化膿性炎症に対して、抗菌薬を併用せずに鎮痛薬のみを継続すると、炎症は増悪あるいは難治性となる。

6）NSAIDsの添付文書

　添付文書では、消化性潰瘍や重篤な血液異常、重篤な肝障害、重篤な腎障害、重篤な心機能不全、アスピリン喘息の既往のある患者に対しては原則禁忌となっている。

7）妊婦や授乳婦、高齢者

　酸性NSAIDsは、胎児に対する安全性が確立していないため、アセトアミノフェンや塩基性NSAIDsが適する。また、高齢者においても、胃潰瘍や腎障害の副作用が発現しやすいためアセトアミノフェンや塩基性NSAIDsが適する。

処方例

普通抜歯や低侵襲手術

【アセトアミノフェン（カロナール®錠300）１回600mg　３回分　疼痛時】

　　または

【ロキソプロフェンナトリウム（ロキソニン®錠60mg）１回120mg　３回分　疼痛時】

埋伏智歯抜去後など術後炎症が強いと予想される場合
【ロキソプロフェンナトリウム（ロキソニン®錠60mg）1回60mg　1日3回　3日分】
【ジクロフェナクナトリウム（ボルタレン®錠25mg）1回25mg　1日3回　3日分】
　または
【セレコキシブ（セレコックス®錠200mg）初回400mg　2回目以降200mg　1日2回　3日分】

手術後の疼痛が強く、経口投与不能あるいは即効性を期待する場合
【フルルビプロフェンアキセチル（ロピオン®静注50mg）　1回50mg　できるだけゆっくり静脈内注射　必要に応じて反復投与】➡安全性に配慮し、生食50mLに混入し、点滴静注を推奨〔術後疼痛の傷病名〕
　または
【ジクロフェナクナトリウム（ボルタレン®サポ25mg、50mg）　1回25～50mg　1日1～2回　直腸内に挿入】

●●ドライソケットに対する薬物療法

1）ドライソケットは、抜歯窩の骨面が表在性に感染を伴う骨壊死の状態に陥り、血餅や肉芽で満たされずに骨表面が露出した状態である（図❶）。周囲組織に炎症症状はみられず自発痛も認めないが、抜歯窩の著明な接触痛を訴える。

2）長く慢性炎症が継続し、周囲歯槽骨の硬化性骨炎を併発している歯の抜去後や、抜歯後に二次的感染により血餅が脱落した場合に生じる。前者では歯槽硬線の硬化が著明である（図❷）。

3）食渣が圧入・停滞しやすく、これが肉芽形成を障害することから、

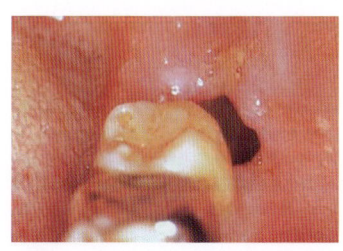

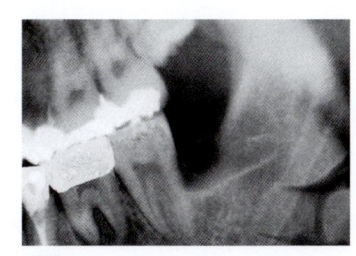

図❶　　　　　　図❷

生理食塩水で抜歯窩を洗浄し、キシロカインゼリーや抗生物質含有軟膏の填入あるいはパックにより抜歯窩の清潔安静を図り、肉芽形成を促す。また、含嗽剤を処方し清潔保持に努める。
5）上記の保存療法で改善がみられない場合は、局所麻酔下に抜歯窩再掻爬を行い、壊死層の除去と再血餅化を図る。漫然と経過観察を行うと、きわめて長期の経過をとり、骨炎、骨髄炎に移行する場合もある。

処方例

【イソジン®ガーグル液7％ 30mL　2～4mLを60mLの水に希釈し毎食後にうがい】
　　または
【アズノール®うがい液4％　5mL　1回押し切り分または5～7滴を約100mLの水で希釈し、毎食後にうがい】

●● 抜歯後・術後の慢性痛に対する薬物療法

1）抜歯後・術後に創部の治癒が良好にもかかわらず、慢性の頑固な疼痛を訴える場合がある。まず、局所的原因の究明に努めるが、不明な場合は神経障害性疼痛や異常痛のこともある。
2）神経障害性疼痛には、プレガバリン（リリカ®）が適応となる。
3）強い抜歯後痛には、アセトアミノフェンとトラマドールの配合薬（トラムセット®配合錠）が有効な場合もある。〔抜歯後の疼痛の適応〕
4）術後痛に対して漢方薬が有効な場合もある。立効散、葛根湯、桂枝加朮附湯、五苓散などが使用されるが、歯科適応があるのは立効散のみである。

処方例

【プレガバリン（リリカ®カプセル75mg）1回75mg　1日2回　経口投与　1週間以上かけて300mgまで増量可能　1日600mgが限度】〔神経障害性疼痛の適応〕
　　または
【トラマドール塩酸塩／アセトアミノフェン配合錠（トラムセット®配合錠）1回2錠　4時間以上あけて1日8錠まで】

知っておきたい投薬・キーポイント

先制鎮痛(preemptive analgesia)

術前からの疼痛対策によって中枢性感作成立を防止し、疼痛を軽減しようとする概念

先制鎮痛の方法には、①中枢での抑制（麻薬）、脊髄後角ニューロンでの抑制、③神経ブロック、④局所炎症性刺激の抑制などがあるが、歯科領域で可能な方法としては、伝達麻酔の併用とNSAIDsの術前投与がある（図❸）

留意点：
①外傷や手術などで組織が損傷を受けると、その侵害刺激は中枢に伝わる過程で様々な修飾を受け、中枢性感作を引き起こす。ひとたび中枢性感作が成立すると、軽度刺激でも強い疼痛を来す痛覚過敏や触覚刺激で疼痛を来すような異常痛覚、あるいは疼痛の遷延化などを引き起こし、慢性痛の原因となると考えられている。
②一般に、疼痛発現後の鎮痛薬服用よりも、疼痛発現前に鎮痛薬を服用するほうが効果的なことは、経験上知られている。
③予防投与は保険適応がないため、臨床的には抜歯直後、すなわち疼痛発現前に鎮痛薬を服用させる方法がある。酸性NSAIDsは術後炎症を抑制することから先制鎮痛に有効と考えられるが、アセトアミノフェンも500～1,000mgで有効性が報告されている。
④普通抜歯など術後痛発現の可能性が低い場合は、必要のない鎮痛薬使用は避けるべきであり、すべての症例で疼痛発現前から鎮痛薬服用を行うのではなく、症例の見極めが重要である。

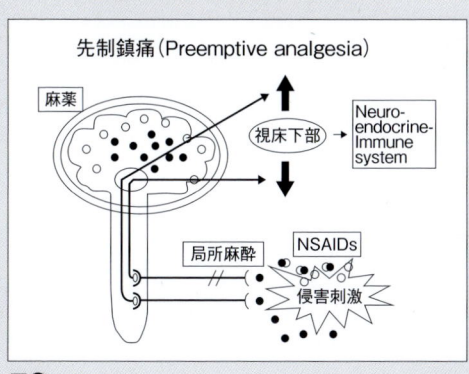

図❸

14 味覚障害

山崎　裕　北海道大学大学院歯学研究科 高齢者歯科

●●**味覚障害と薬物療法**

　味覚障害は高齢者に多い疾患である。日本での生活習慣病の増加や超高齢化社会を背景に味覚障害患者は増加し、歯科を受診する患者も増えている。

　味覚障害に対する薬物治療の選択肢は多くないが、味覚障害の原因別で投与する薬剤は異なるため、まず原因の探索が重要になる。

1）症状

　味覚異常の訴えは多岐にわたり、味の感じ方が鈍くなる（味覚減退）、まったくわからない（味覚脱出）、口内には何もないのに特定の味が持続する（自発性異常味覚）、本来の味とは異なった味に感じる（異味症）、特定の味質がわからない（解離性味覚障害）、飲食物が嫌な味に感じる（悪味症）に分けられる。このうち、もっとも多いのは味覚減退であるが、食事とは関係しない自発性異常味覚も多い。

2）原因

　味覚障害の原因は、従来より、亜鉛欠乏性、特発性、薬剤性、心因性、口腔疾患、全身性、嗅覚障害、感冒後、医原性などに分類されてきた。味覚障害の治療は原因別で異なるため、原因を探索する必要があるが、味覚障害は原因診断そのものが困難な場合が多い。理由は原因別の診断基準が定まっていないため、施設や担当医ごとの主観で評価されていること、原因が重複している症例が少なからず認められること、味覚障害の原因別で特異的な症状はないため、治療による反応を確認しないと評価の困難な症例が多いことなどがあげられる。

　最近の歯科からの報告では特発性、口腔疾患、心因性の割合が高く、これらで全体の3/4を占めていた。口腔疾患のなかでは、カンジダ症が全体の半数以上を占め、次いで口腔乾燥症、舌苔・毛舌、舌炎（悪性貧血、鉄欠乏性貧血）であった[1]。

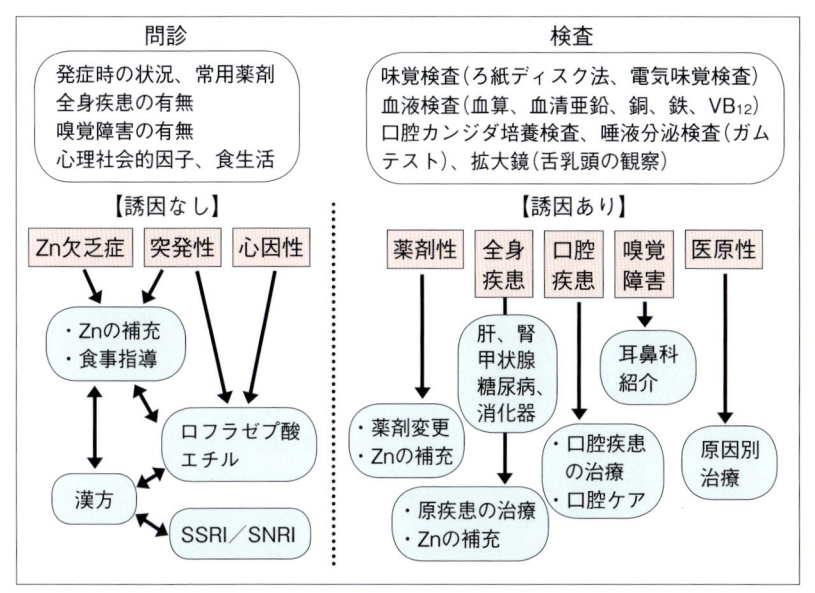

```
┌─────────────────────────────────────────────────────────────┐
│        問診                        検査                       │
│   発症時の状況、常用薬剤     味覚検査(ろ紙ディスク法、電気味覚検査) │
│   全身疾患の有無           血液検査(血算、血清亜鉛、銅、鉄、VB12)│
│   嗅覚障害の有無           口腔カンジダ培養検査、唾液分泌検査(ガム│
│   心理社会的因子、食生活    テスト)、拡大鏡(舌乳頭の観察)        │
│                                                               │
│   【誘因なし】                     【誘因あり】                  │
│  ┌──────┐┌────┐┌────┐    ┌────┐┌────┐┌────┐┌────┐┌────┐  │
│  │Zn欠乏症││突発性││心因性│    │薬剤性││全身 ││口腔 ││嗅覚 ││医原性│ │
│  └──────┘└────┘└────┘    └────┘│疾患 ││疾患 ││障害 │└────┘ │
│       ↓       ↓     ↓           ↓  └────┘└────┘└────┘   ↓  │
│   ・Znの補充                              ↓              耳鼻科│
│   ・食事指導                         肝、腎                紹介 │
│       ↓    ロフラゼプ酸              甲状腺                    │
│            エチル                    糖尿病、                   │
│    漢方                             消化器                     │
│       ↕                   ・薬剤変更                           │
│            SSRI/SNRI       ・Znの補充   ・口腔疾患   原因別    │
│                                          の治療    治療        │
│                            ・原疾患の治療  ・口腔ケア            │
│                            ・Znの補充                          │
└─────────────────────────────────────────────────────────────┘
```

図❶ 味覚障害患者の診断と治療の流れ(口科誌64:247,2013.より引用改編)

3)治療方針

薬剤性、全身疾患、口腔疾患、嗅覚障害、感冒後、医原性は、味覚障害の誘因となるため、その治療を行う(図❶)。薬剤性や全身疾患、感冒後は薬剤の亜鉛のキレート作用や亜鉛吸収障害、排泄量増加、代謝の亢進が原因となるため亜鉛製剤の投与も行う。亜鉛欠乏性は亜鉛製剤の補充療法、特発性や心因性はまずベンゾジアゼピン系の抗不安薬であるロフラゼプ酸エチル(メイラックス®)*を投与する。

*適応外使用

処方例

口腔疾患

■ カンジダ性

味覚障害の原因としての口腔疾患のなかで一番頻度が高い。カンジダ検査でカンジダの増殖が認められた場合は、抗真菌薬を投与する。3種類(ミコナゾール、アムホテリシンB、イトラコナゾール)が使用可能であるが、義歯使用者にはミコナゾール(フロリード®ゲル)を投与し、義歯内面にも塗布する。

症例1　味覚障害

患者：73歳、男性
主訴：味がわからない
既往歴：高血圧にて降圧剤服用中
現病歴：2週前、朝食の梅干の味がわからなくなり、翌日からはほとんどの味がわからなくなった。近医耳鼻科にてポラプレジンク（プロマック®D錠75）と、含嗽薬が処方されたが改善なく、当科を紹介受診した。初診時、常時、口内に渋柿を食べたような渋味を感じていた。
口腔内所見：舌背に軽度の舌苔の沈着を認めるが、舌乳頭の発赤、萎縮の所見なく、口腔乾燥も認めなかった。

血液検査では血清亜鉛値の上昇のみ認められた。

濾紙ディスク法による味覚検査では4味質とも閾値の上昇が認められた。

就寝時も上顎部分床義歯を装着していたため、カンジダ培養検査を施行したところ、舌背からC. albicansが少量認められた。そこで、カンジダ性の味覚障害を疑い、ミコナゾール（フロリード®ゲル）で除菌を行ったところ、軽度の改善（VAS：100 → 69）が認められた。他に味覚異常の誘因が認められなかったため、特発性としてロフラゼプ酸エチル（メイラックス®錠）の投与を開始した。

服用1週後から明らかな効果を実感し（VAS：40）、服用を継続したところ、1ヵ月後（VAS：20）、2ヵ月後（VAS：9）、3ヵ月後（VAS：0）には味覚異常は消失し、離脱が可能になった。

また投与前にはワルファリンや使用禁忌の薬剤を服用していないことを確認する。カンジダが除菌されても味覚の改善が認められなければ他の原因を考える。
【ミコナゾール（フロリード®ゲル）5g/日、1日3～4回】〔口腔カンジダ症適応〕

■ 口腔乾燥
　ガムテストで唾液の分泌状態を確認し、唾液の分泌状態がある程度保たれている場合は、ガムなどの咀嚼刺激、唾液腺のマッサージ療法、

症例2　味覚障害

患者：58歳、女性
主訴：食事をしていないときに口内に塩味を感じる
既往歴：骨粗鬆症にて、ラロキシフェン（エビスタ®）を服用中
現病歴：5ヵ月前、上下顎新義歯装着（上顎義歯は口蓋部を被覆するタイプ）後から、食事後、口蓋部に唾液が溜まるのを意識するようになり、常に口内に塩味を感じるようになった。義歯の再製や、義歯の口蓋部を削除したが（図❷）症状は変わらず、当科を受診した。この間、総合病院の耳鼻科、口腔外科を受診し、含嗽薬と漢方薬（小柴胡湯、温清飲）を処方されたが効果なく、食事以外は義歯を外すようになったが、症状は軽快しなかった。
口腔内所見：溝状舌と舌背中央に軽度の舌苔の付着を認めたが、舌乳頭の発赤や萎縮は認めなかった（図❸）。唾液の分泌状態は良好で口腔乾燥は認めなかった。摂食時の味覚は正常に感じ、味覚検査でも正常であった。血液検査では異常所見は認めなかった。
処置および経過：口内異常感症と自発性異常味覚と診断し、まず、ロフラゼプ酸エチル（メイラックス®錠）を投与した。味覚に関してはVAS（72→32）と効果を示したが、唾液の貯留は変わりなかった。さらなる改善を希望したため、SSRIのパロキセチン（パキシル®CR錠）、フルボキサミン（ルボックス®錠）、SNRIのミルナシプラン（トレドミン®錠）を順次試みたが、いずれも服用後すぐに、かえって塩味が強く感じられるようになり投与を中止した。

次に三環系の抗うつ薬であるアミトリプチリン（トリプタノール®）を開始したところ、著効を示し、10日目ごろから効果を認め、2ヵ月後には味覚はほぼ正常に回復した。

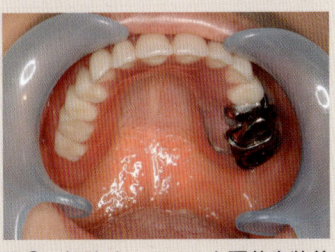

図❷　初診時における上顎義歯装着時の口腔内

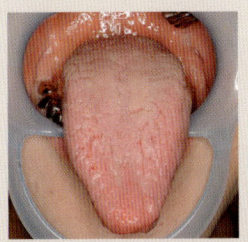

図❸　初診時の舌所見

保湿指導、漢方薬(麦門冬湯、白虎加人参湯、五苓散など)を試みる。唾液の分泌が高度障害されている場合は、人工唾液や保湿剤(オーラルバランス®、ビバ・ジェルエット®など)を使用する。
【ツムラ麦門冬湯エキス顆粒®　1回1包　1日3回】
　〔保険適応外使用〕
【ツムラ白虎加人参湯エキス顆粒®　1回1包　1日3回】
　〔口渇で保険適応〕

■ 舌炎

　ビタミンVB_{12}欠乏で発生する悪性貧血によるハンター舌炎と、鉄欠乏性貧血による舌炎が該当する。いずれも貧血症状が出現する前の初期症状として、味覚異常を自覚することが多い。口内所見では、舌乳頭の萎縮、発赤を呈する平滑舌が特徴的である。治療は、悪性貧血はメコバラミン(VB_{12})、鉄欠乏性貧血は鉄剤の投与が必要になるため内科にコンサルトする。

亜鉛欠乏性

　血清亜鉛値が70μg/dL未満で、他に明らかな誘因のないものを定義とすると、これに該当する症例はさほど多くはない。亜鉛補充療法のポラプレジンクや院内製剤での硫酸亜鉛の投与が第一選択薬ではあるが、実際に効果が期待できるのは血清亜鉛値が明らかに低い60μg/dL未満の症例である。
【ポラプレジンク(プロマック®D錠75)1回75㎎　1日2回　亜鉛として1日量34㎎】
【硫酸亜鉛($ZnSO_4・7H_2O$)100㎎ 1回1包　1日3回　亜鉛として1日量69㎎】〔保険適応外使用〕
　即効性はないので、効果がすぐ認められなくても最低3ヵ月は継続投与する。ポラプレジンクの「味覚障害」に対する保険適応はとれていないが、2011年9月に「医薬品の適応外使用に係る保険診療上の取り扱いについて」で味覚障害に対して保険審査上使用が認められることになった。

心因性

　心理テストなどを参考にし、ロフラゼプ酸エチル単独でまず反応をみる。4週間投与しても何ら反応が得られない場合は、同系のアルプラゾラムを試みる。明らかな神経症傾向や、うつ傾向が強い症例はSSRI（選択的セロトニン再取り込み阻害薬）、SNRI（セロトニン・ノルアドレナリン再取り込み阻害薬）を単独投与もしくは、ロフラゼプ酸エチルと併用投与する。それでも効果が認められない場合は、三環系の抗うつ薬であるアミトリプチリンを検討する。
【ロフラゼプ酸エチル（メイラックス®錠）1回1mg　1日1回】*
【アルプラゾラム（ソラナックス®錠）1回0.4mg　1日1回】*
【パロキセチン（パキシルCR®錠）1回12.5mg　1日1回】*
＊保険適応外使用

　パロキセチンは服用後1月経過しても効果が得られない場合は、1錠ずつ2〜4週以上の間隔を空けて最高3錠まで増量可能である。

特発性

　ロフラゼプ酸エチルをまず投与し効果が得られない場合は、ポラプレジンクに変更する。ポラプレジンクの投与期間中、または長期投与（3ヵ月以上）でも効果が認められない場合は、漢方薬を検討する。
漢方薬：味覚減退：補中益気湯（虚証）、黄連解毒湯（実証）
　　　　自発性異常味覚（苦味）：小柴胡湯（実証）、柴朴湯（中間証）
【ツムラ補中益気湯エキス顆粒®　1回1包　1日3回】*
【ツムラ黄連解毒湯エキス顆粒®　1回1包　1日3回】*
【ツムラ小柴胡湯エキス顆粒®　1回1包　1日3回】*
【ツムラ柴朴湯エキス顆粒®　1回1包　1日3回】*
＊保険適応外使用

【参考文献】

1）山崎　裕, 坂田健一郎, 他：北海道大学病院口腔内科における味覚障害患者210例の臨床的検討. 口科誌, 64：247, 2013.

知っておきたい投薬・キーポイント

亜鉛欠乏性、全身性、薬剤性、感冒後が原因と考えられる場合

第1選択薬

ポラプレジンク（プロマック®D錠75）
1回75mg　1日2回　14日間服用

①ポラプレジンクは効果判定まで最低3ヵ月間投与する
②妊婦・授乳婦の安全性は確立されていない

歯科受診前に、耳鼻科や内科で既に長期間のポラプレジンク投与が行われ効果がなかった場合や、原因を探索しても明らかな誘因が認められない特発性、心因性の場合

第1選択薬

ロフラゼプ酸エチル（メイラックス®錠）
1回1mg　1日1回　14日間服用

アルプラゾラム（ソラナックス®錠）
1回0.4mg　1日1回　14日間服用

①効果は速効性があるため、2～4週間服用しても何ら効果が認められなければ他剤に変更する
②副作用はほとんどが眠気であり、日常生活に支障があれば半錠に減量する
③症状の改善が認められても長めに投与し、離脱の際も徐々に減量していく

第2選択薬

ポラプレジンク（プロマック®D錠75）
1回75mg　1日2回　14日間服用

おもなベンゾジアゼピン抗不安薬

短時間型

エチゾラム（デパス®）
1回0.5mg　1錠　1日3回

クロチアゼパム（リーゼ®）
1回5mg　1錠　1日3回

中間型

アルプラゾラム（ソラナックス®）
1回0.4mg　1錠　1日3回
　高齢者は1回0.4mg　1錠　1日1〜2回から開始

ロラゼパム（ワイパックス®）
1回0.5mg　1錠　1日3回

ブロマゼパム（レキソタン®）
1回1mg　1錠　1日3回

長時間型

ジアゼパム（セルシン®）
1回2mg　1錠　1日2〜4回

メダゼパム（レスミット®）
1回5mg　1錠　1日2〜3回

超長時間型

ロフラゼプ酸エチル（メイラックス®）
1回1mg　1日1〜2回

15　歯周病

五味一博　鶴見大学歯学部 歯周病学講座

●● 歯周病

　歯周病はいくつかの病態を有し、その多くは細菌感染症に含まれるが、一部原因不明あるいは皮膚科疾患の口腔内所見と考えられる疾患とがある。

　細菌感染症に含まれる疾患には歯肉炎、慢性歯周炎、侵襲性歯周炎および壊死性潰瘍性歯周炎などがあり、その他の疾患としてウイルス性歯肉疾患や慢性剥離性歯肉炎などがある。

●● 歯肉病変

　歯肉病変はプラーク性歯肉炎、非プラーク性歯肉炎および歯肉増殖に分類（2006年日本歯周病学会分類）される。

プラーク性歯肉炎

　プラークが原因により引き起こされるプラーク性歯肉炎は、乳頭歯肉あるいは辺縁歯肉に限局する慢性炎症であり、臨床症状として歯肉の発赤、腫脹および出血である。プラーク単独性歯肉炎はプラークのみに起因するが、全身因子関連歯肉炎として思春期や妊娠などのホルモンの変動によるものや、白血病、糖尿病などの疾患に継発する歯肉炎がある。

　歯肉炎に関連する細菌は、主にグラム陽性の球菌や桿菌であるが、プラークが成熟するに従いグラム陰性菌が増加する。妊娠性歯肉炎や思春期性歯肉炎といった性ホルモンの影響を受ける歯肉炎では、*P. intermedia*の増殖が優位である。原因であるプラークを除去することで正常な歯周組織に回復できる可逆性疾患であるが、放置すると歯周炎に進行する。

■ 治療

　口腔衛生指導によるプラークコントロールが最も重要であり、歯石

症例1　プラーク性歯肉炎

患者：26歳、男性
主訴：歯肉の腫脹とブラッシング時の出血

　歯間乳頭および辺縁歯肉に炎症が認められる(図❶)。

　歯ブラシ指導とConCool Fによる含嗽を1日3回ブラッシング後に行うことで約10日で歯肉の炎症が改善した(図❷)。

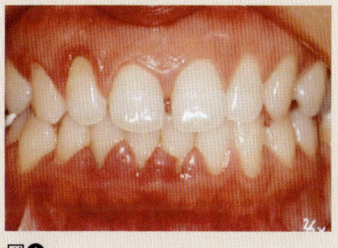

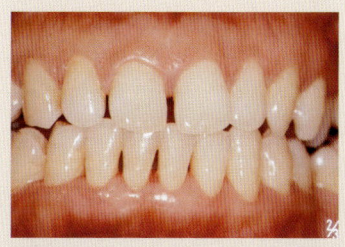

図❶

図❷

の除去等を適宜行うことで改善が可能である。補助的に洗口剤等を使用することで歯肉炎の改善が促進できる。

表❶　洗口剤のプラーク抑制率と歯肉炎抑制率

洗口液	プラーク抑制率(%)	歯肉炎抑制率(%)	観察期間
クロルヘキシジン(CHX) 0.1〜0.2%	21.6〜61.0	18.2〜39.0	6ヵ月
塩化セチルピリジニウム (CPC) 0.05〜0.10%	15.8〜28.2	15.0〜24.0	6ヵ月
エッセンシャルオイル	18.8〜36.1	14.0〜35.9	6ヵ月

処方例

第1選択薬
【グルコン酸クロルヘキシジン(ConCool F)1日数回　ブラッシング後に含嗽】
第2選択薬
【ベンゼトニウム塩化物(ネオステリン®グリーンうがい液 0.2%)1日数回　ブラッシング後に含嗽】

■炎症が強く深い仮性ポケットが存在する場合
【ミノサイクリン塩酸塩（ペリオクリン®、ペリオフィール®）：10mg 0.5g 1シリンジ　週1回4mm以上の歯周ポケットに注入　4回連続投与】

非プラーク性歯肉炎
　プラーク細菌以外の感染（ウイルス感染、真菌感染など）により生じる歯肉疾患、および粘膜皮膚病変の口腔内症状として現れる歯肉病変。
1）ウイルス感染性歯肉疾患
　単純ヘルペスウイルス、水痘・帯状疱疹ウイルス等の感染により発症する疾患であり、歯肉、粘膜に水疱を形成するのが特徴である。抗ウイルス薬の経口投与あるいは軟膏の局所塗布により改善される。
■治療
　粘膜面に形成される潰瘍による摂食障害が生じる場合には、微温水をつけた綿球で丁寧に潰瘍面を清拭することで清潔にしたうえで抗ウイルス軟膏等を塗布する。（7.ウイルス性疾患参照）

2）真菌感染性歯肉疾患
　*Candida albicans*により引き起こされる口腔粘膜に生じる病変で、主に頬粘膜、舌、口蓋粘膜、口唇粘膜にみられ歯肉に発症することは稀である。
■治療
　発症の背景には抗菌薬やステロイドの長期使用、全身抵抗力の低下あるいは不潔な義歯の使用などがあることから、これらについて診査し対応したうえで抗真菌剤の投与を行う。（2.口腔カンジダ症参照）

3）粘膜皮膚病変
　口腔扁平苔癬、類天疱瘡の口腔内所見として歯肉に現れた歯肉病変。水疱形成が生じ、上皮が剥離することでびらん形成を伴うことが多い。
■剥離性歯肉炎：浮腫性紅斑や歯肉上皮の剥離によるびらん形成、潰瘍形成、あるいは水疱形成など種々の臨床症状を示す歯肉疾患である。閉経後の女性に多く、性ホルモンが関与した歯肉病変とも考えられる。また、尋常性天疱瘡、類天疱瘡や扁平苔癬といった皮膚科疾患の一症

> 症例2　剥離性歯肉炎

患者：67歳、女性
主訴：歯肉のびらんおよび潰瘍形成を伴う摂食障害

上皮が容易に剥離し、易出血性である(図❸)。

含嗽や綿球による清拭の後、デキサルチン口腔用軟膏の塗布を繰り返す。処置開始1ヵ月ほどで改善が認められた(図❹)。

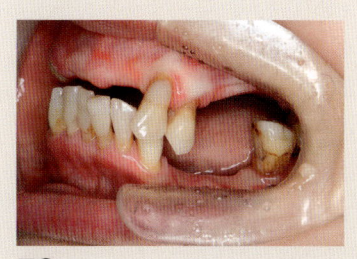

図❸

図❹

状が歯肉に現れた病変でもある。

■治療

刺激痛や疼痛のためブラッシングが困難となり、プラークの沈着が増加するため、微温水を用いた綿球などで丁寧にプラークや剥離した上皮を除去する。局所の刺激因子を除去後、副腎皮質ホルモン製剤(ステロイド軟膏)の歯肉面への塗布を頻繁に繰り返すことで症状の軽減を図るのが主な治療法となる。

処方例

第1選択薬
【デキサメタゾン（デキサルチン®口腔用軟膏、デキサメタゾン軟膏口腔用、デルゾン®口腔用軟膏など）適量を1日1～数回患部に塗布。症状により適宜増減】〔びらん性口内炎適応〕

第2選択薬
【トリアムシノロンアセトニド（ケナログ®口腔用軟膏0.1％、オルテクサー口腔用軟膏など）適量を1日1～数回患部に塗布。症状により適宜増減】〔剥離性歯肉炎適応〕

●●●**歯周炎**

歯周炎は、上皮付着が破壊されセメント質、歯根膜、歯槽骨にまで病変が進んだ疾患であり、アタッチメントロスを伴う。慢性歯周炎は最も一般的な疾患であり、発症年齢が低く、進行速度が早い侵襲性歯周炎、および遺伝疾患に伴う歯周炎に分類される。

慢性歯周炎

慢性歯周炎は多因子性疾患であることから、環境関連因子や宿主関連因子について十分診査し把握することが必要である。とくに疾患の発症・進行には、細菌因子である歯周病原細菌が大きく関わっている。これまで口腔細菌より形成されたバイオフィルムであるプラークの機械的除去のみが強調されていたが、細菌感染症という立場から薬物療法の重要性が再認識されてきた。歯周病原細菌としては、*Porphyromonas gingivalis*（P.g）、*Tannerella forsythia*（T.f）、*Treponema denticola*（T.d）、*Aggregatibacter actinomysetemcomitans*（A.a）、*Prevotella intermedia*（P.i）などがあげられる。

■治療

歯周病の治療で最も大切なのは、機械的なプラークコントロールであり、ブラッシングやスケーリング・ルートプレーニング（SRP）が適切に行われることである。基本治療を行っても改善が認められない場合、薬物療法を考慮することとなる。

全顎にわたり深い歯周ポケットが存在する症例では、抗菌薬の投与が効果的であるが、薬物のみの投与ではなく機械的なプラークコントロールすなわちスケーリング・ルートプレーニングと同時、あるいはSRP直後に抗菌薬の投与を行うことが重要である。

処方例

■局所的に深い歯周ポケットを認める場合
【ミノサイクリン塩酸塩（ペリオクリン®歯科用軟膏、ペリオフィール®歯科用軟膏）：10mg　0.5g　1シリンジ　週1回4mm以上の歯周ポケットに注入　4回連続投与】
■広範囲に深い歯周ポケットが存在する場合（P急発病名が必要）

症例3　慢性歯周炎

患者：56歳、女性
主訴：口臭および歯肉からの出血
　歯肉からの排膿出血が著しく、歯周ポケットも全体的に4～6mm存在する(図❺)。

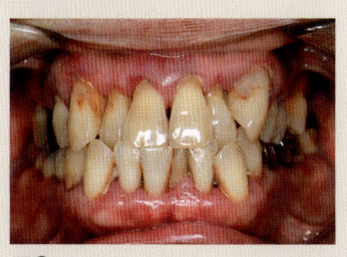

ジスロマック®SR2gを服用させた後、全顎のSRPを行った。歯周組織の炎症の改善が早期に達成された(図❻)。

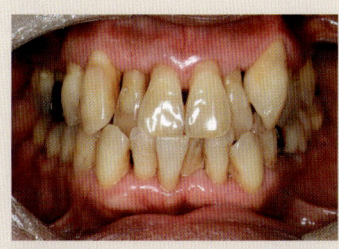

図❺

図❻

第1選択薬
【アジスロマイシン（ジスロマック®SR）1瓶2g　1回1瓶　1日1回　1日間投与（セレキノン®錠100mg*と同時服用により下痢症状が回避される）】〔*適応外〕
第2選択薬
【アモキシシリン（サワシリン®）1カプセル250mg　1回1カプセル　1日3回　毎食後7日間投与】

侵襲性歯周炎

　侵襲性歯周炎は、遺伝的な問題あるいは特定の細菌の関与により引き起こされると考えられている。原因菌として考えられている細菌は、A. actinomysetemcomitansがあげられるが、これ以外にP. gingivalisが関与している場合がある。これまでの若年性歯周炎および急速進行性歯周炎は、現在その両者を一括して侵襲性歯周炎と分類している。本疾患は上述のように特定の細菌との関連が指摘されていること、また疾患の進行が慢性歯周炎よりかなり早く進むことから抗菌薬の投与は有効であると考えられる。

症例4　侵襲性歯周炎

患者：24歳、女性
主訴：歯肉の腫脹と歯の動揺
　全顎にわたる深い歯周ポケットと歯槽骨吸収を認める（図❼）。
　細菌検査によりP.g菌優位の侵襲性歯周炎と判断し、クラビット®服用下で全顎のSRPを行った（図❽）。

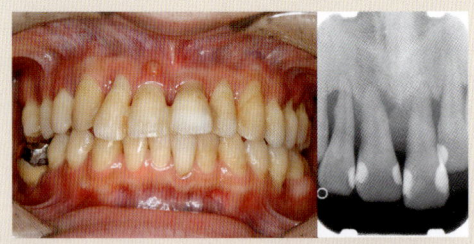

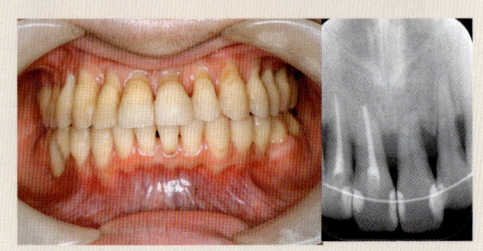

図❼

図❽

■治療
　細菌検査を極力行い、適切な抗菌薬の選定を行うことが重要である。抗菌薬の使用時期は慢性歯周炎と同様にSRPと同時、あるいはSRP直後に行うことが望ましい。投与期間は7日間程度を目安とする。

処方例

第1選択薬
【レボフロキサシン（クラビット®）1錠500mg　1回1錠　1日1回　7日分】

第2選択薬
【アモキシシリン（サワシリン®）1錠250mg　1回1錠　1日3回　7日分】
【ミノサイクリン（ミノマイシン®）1錠100mg　1回1錠　1日2回　7日分】

●● 壊死性歯周疾患

　歯肉の壊死と潰瘍形成を特徴とする歯周疾患であり、壊死性潰瘍性歯肉炎と壊死性潰瘍性歯周炎とに分類される。これまで急性壊死性潰瘍性歯肉炎（ANUG）、あるいは急性壊死性潰瘍性歯周炎（ANUP）と呼ばれていたが、急性症状だけを示すわけではないため「急性」を削除している。背景に歯肉炎が存在すれば壊死性潰瘍性歯肉炎となり、歯周炎が存在する場合には壊死性潰瘍性歯周炎と定義される。

　本疾患の臨床所見としては、歯間乳頭あるいは辺縁歯肉に歯肉壊死と潰瘍形成を認める。進行すると潰瘍形成は付着歯肉、頬粘膜へと広がる。重度になると激しい疼痛と接触痛を生じ、食物の摂取障害を生じる。歯間乳頭部では、潰瘍形成により歯肉が欠損しクレーター状を示すことがある。さらに、壊死・潰瘍面への灰白色の偽膜形成と、強い口臭を伴うのが特徴である。全身的には発熱や悪寒、戦慄、倦怠感を伴うことがあり所属リンパ節の腫脹と圧痛が認められる。

　細菌学的には、これまで、スピロヘータ属と*Fusobacterium nucleatum*の混合感染とされていたが、現在では *P. intermedia*との関連が深いことが示唆されている。

■ 治療

　歯肉の疼痛が激しいため、微温水を湿らせた綿球で不潔部分を軽く清拭し、含嗽剤を応用するなど口腔内を清潔に保つようにする。そのうえで適切な抗菌薬の投与を行うことが必要である。全身の抵抗力が落ちていることから十分休養を取ることを勧める。適切な処置が施されることで、1週間程度で改善される。

処方例

第1選択薬
【アモキシシリン（サワシリン®）1カプセル250mg　1回2カプセル　1日3回　毎食後　7日間】
【ロキソプロフェンナトリウム（ロキソニン®）1錠60mg　1回1錠　疼痛時服用　4回分】
【ベンゼトニウム塩化物（ネオステリン®グリーンうがい液0.2％）1日3〜4回　含嗽】

症例5　壊死性潰瘍性歯周炎

患者：48歳、男性
主訴：疼痛および摂食障害

　来院時に強い口臭と全身倦怠感があり38℃の発熱が認められた。血液検査によりHIV（－）を示した（図❾）。

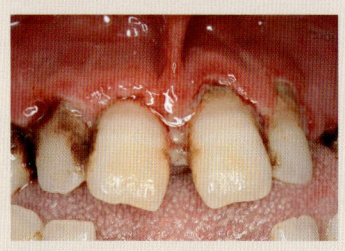

　壊死性潰瘍性歯周炎と診断し、ジスロマック®SRの投与を行ったところ、1週間で潰瘍部は治癒していた（図❿）。

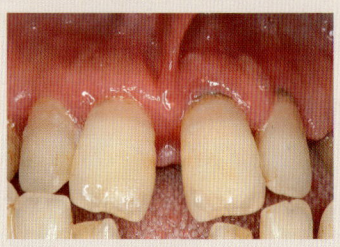

図❾

図❿

第2選択薬
【アジスロマイシン（ジスロマック®SR）1瓶2g　1回1瓶　空腹時服用　1日分　（セレキノン®錠100mg*と同時服用により下痢症状が回避される）】〔*適応外〕
【ジクロフェナクナトリウム（ボルタレン®）1錠25mg　1回2錠　疼痛時服用　4回分】
【グルコン酸クロルヘキシジン（ConCool F）1日3～4回　含嗽】

知っておきたい投薬・キーポイント

プラーク性歯肉炎

- ブラッシング後の洗口剤の応用が効果的である。
- 炎症が重篤である場合には、ミノサイクリン塩酸塩などの局所塗布を行う。
- グルコン酸クロルヘキシジン使用に際しては、アレルギーに対する問診を十分に行い注意して使用する。

非プラーク性歯肉炎（粘膜皮膚病変）

- 副腎皮質ステロイド剤の長期使用より、他の感染やカンジダ症などを起こすことがあるので注意する。

慢性歯周炎

- 局所的に深い歯周ポケットが存在する場合には、局所薬物配送システム（LDDS）としてペリオクリン®、ペリオフィール®を用いる。
- 全顎的に深い歯周ポケットが存在し、基本治療によっても改善しない場合には抗菌薬の全身投与も考慮する。
- アジスロマイシン投下後の下痢には、モチリンアンタゴニストであるトリメブチンマレイン酸（セレキノン®錠100mg）の同時投与が有効である。

侵襲性歯周炎

- 抗菌薬投与に際しては細菌検査を行い、原因菌を把握を行う。
- *A. actinomycetemcomitans* 優位な場合にはニューキノロン系、*P. gingivalis* 優位な場合にはペニシリン系やテトラサイクリン系の抗菌薬を選択する。これ以外にマクロライド系も有効である。
- レボフロキサシンはフルルビプロフェン（フロベン®）などNSAIDs鎮痛薬との併用で、けいれんを起こしやすくなるので注意すること。

壊死性潰瘍性歯周炎

- 本疾患はHIV感染者に多発することが報告されており、本疾患を疑う患者が来院した場合には注意する。
- 口腔清掃が行いづらいことから洗口剤を応用する。

16 末梢神経障害性疼痛

井川雅子　静岡市立清水病院 口腔外科

●●神経障害性疼痛

　神経障害性疼痛とは、体性感覚の痛覚伝導路のある部分が障害されて引き起こされる痛みであり、「体性感覚神経系の病変や疾患(機能不全)によって生じる疼痛」と定義されている[1]。

　智歯抜歯やインプラント手術などによって末梢の三叉神経を損傷すると、まず感覚鈍麻や感覚脱失に代表されるnegative(抑制性)症状が生じる。神経損傷に対する初期治療が遅れたり、損傷の程度が強い場合には、さらに自発性の痛みやアロディニア*などのpositive(興奮性)症状が出現することがある[2](表❶)。したがって、針で刺しても痛みを感じない部分に、自発性の持続性疼痛が生じる(有痛性感覚脱失)**という一見矛盾した状態が起こる。神経障害性疼痛の特徴を表❷に示す。

　本稿では、歯科臨床で遭遇する可能性が高い外傷性末梢神経損傷への対応について解説する。

●●神経障害性疼痛の治療法[3]

　外傷性末梢神経損傷が生じた場合の治療は、急性期と慢性期に大別される。

　神経損傷直後は、修復過程である神経線維の再生(regeneration)と、後遺症の原因となる神経線維の変性(degeneration)が同時に進行している(表❸)[4]。したがって、急性期には変性を最小限に食い止め、円滑な再生を導くような治療法が選択される。一方、神経の変性が完了してしまった慢性期には、さらなる治癒促進は期待できないため、残存した神経症状に対して対症的な保存療法を選択することになる。

＊アロディニア(allodynia:痛覚過敏):通常では痛みを引き起こさない刺激(軽い接触など)によって生じる痛み
＊＊有痛性感覚脱失(anesthesia dolorosa):感覚脱失がある部分に自発痛を呈する病態

表❶　末梢性神経障害性疼痛の臨床的特徴

1. 外傷（外科処置）の既往がある
2. 神経支配と解剖学的な整合性がある領域に感覚脱失または鈍麻が認められる
3. 感覚が脱失している部位に持続性の自発痛が発現している
4. アロディニアが認められる

表❷　神経障害性疼痛の分類

神経障害性疼痛	代表的疾患	代表的治療薬
発作性神経障害性疼痛（いわゆる"神経痛"）	三叉神経痛・舌咽神経痛	抗てんかん薬 神経障害性疼痛治療薬
持続性神経障害性疼痛	求心路遮断性疼痛（外傷性神経障害性疼痛、帯状疱疹後神経痛、視床痛）など	神経障害性疼痛治療薬 抗てんかん薬、抗うつ薬

神経障害性疼痛は障害の原発部位によって、末梢性と中枢性、また痛みの持続時間によって発作性と持続性に分類される

表❸　末梢神経損傷の分類（Seddonの分類）と一般的な予後（参考文献[4]より引用改変）

神経損傷の分類	神経損傷の程度	予後
局所性伝導障害 neurapraxia	髄鞘に軽度の損傷があるため、脱髄による伝導障害が生じる。軸索には損傷がない	神経損傷は数日〜数ヵ月で回復する
軸索断裂 axonotmesis	軸索が損傷しており、損傷部位の末梢側の軸索にワーラー変性が生じる。神経内膜に損傷はない	麻痺症状は数ヵ月で回復するとされるが、感覚障害が強い症例では完全な回復は困難
神経離断裂 neurotmesis	神経線維が完全に断裂しており、損傷部位の末梢側の軸索にワーラー変性が生じる	高度の感覚障害が認められ、完全な回復は困難

神経損傷の程度と予後については十分なエビデンスがなく、神経損傷の程度から予後を正確に予測するのは困難である

処方例

急性期：術直後、感覚鈍麻が確認された時の対応

第1選択薬
- ステロイドのパルス療法

　術直後は、炎症や末梢循環の破綻による浮腫で神経が圧迫されてい

るため、早期に炎症と浮腫を抑制して、神経線維が不可逆的な変性に陥るのを防ぐことを第一の目的とする。したがって、顔面神経麻痺の治療に準じたステロイドのパルス療法が第一選択となる。本法は時機を逸すると効果がないため、可及的早期(術後1日以内)に開始する必要がある。

【処方1】
プレドニゾロン(プレドニン®錠5mg)30mg/日で開始し、2週間で漸減するパルス療法。なお、年齢、症状により適宜増減する[5]。

プレドニゾロン 30mg分3　5〜7日間
プレドニゾロン 20mg分2　3日間
プレドニゾロン 10mg分2　2日間
プレドニゾロン 　5mg分1　2日間

【処方2】
　日本ではプレドニゾロンが一般的だが、米国では一般的に、メチルプレドニゾロン(メドロール®)による6日間のパルス療法が行われており、以下の6日分の処方がパックになったMedrol Dosepak®という商品がある。薬理学的には、パルス療法では、プレドニゾロンをメチル化し、抗炎症作用を強く、鉱質コルチコイド作用を弱めたメチルプレドニゾロンを用いることが推奨されているためである。なお、メチルプレドニゾロン4mgはプレドニゾロン5mg相当する。
メチルプレドニゾロン4mg錠:
1日目:朝食前2錠、昼食後1錠、夕食後1錠、就寝時2錠
　　　　もし神経損傷の確認が午後以降だった場合は、6錠を一度に服用するか、2〜3回に分けてその日のうちに服用する。
2日目:朝食前1錠、昼食後1錠、夕食後1錠、就寝時2錠
3日目:朝食前1錠、昼食後1錠、夕食後1錠、就寝時1錠
4日目:朝食前1錠、昼食後1錠、就寝時1錠
5日目:朝食前1錠、就寝時1錠
6日目:朝食前1錠

第2選択薬
- ビタミンB_{12}製剤（メコバラミン）

　神経損傷に対するメコバラミンの経口投与の有用性には、ほとんど根拠がない。しかしながら、メコバラミンはほとんど副作用がない安全な薬であるため、「寛解もしくは発症後8週間まで」使用することが推奨されている[6]。

【メチコバール®錠500μg　1回1錠　1日3回】

その他：星状神経節ブロック（stellate ganglion block：SGB）
　術後は、交感神経が刺激されて血管透過性が亢進することによっても浮腫が助長される。SGBで交感神経をブロックすることにより、血流が改善し、術後の浮腫を抑制することが期待できる。したがって、可能であれば併用してみる価値があると思われる。

慢性期
　急性期治療が奏効せず、自発性の持続性疼痛やアロディニアなどの外傷性神経障害性疼痛が成立してしまった際の治療法（表❹）。

第1選択薬
- 神経障害性疼痛治療薬（Caチャンネルα2δリガンド）：プレガバリン（リリカ®）

　プレガバリンは、神経細胞内へのカルシウムの流入を減弱させ、末梢神経の異常な興奮を抑制して痛みを緩和させる効果がある。副作用として、眠気・ふらつきなどの有害事象が高率に生じるため、25〜50mgの低用量からから開始して、様子を見ながら漸増するなど、きめ細かい投与量の調節が必要である。

表❹　慢性期神経障害性疼痛の対症的な治療（参考文献[3]より改変）

薬物療法（内服薬）	抗うつ薬、神経障害性疼痛治療薬（Caチャンネルα2δリガンド）、抗けいれん薬
経皮的投与薬	カプサイシン、リドカイン軟膏、イオントフォレーシス、光線療法
神経ブロック	交感神経ブロック（SGB）
心理療法	認知行動療法

> **症例　外傷性末梢神経障害性疼痛**

患者　50歳、女性
主訴：右下口唇からオトガイ部にかけての持続性の自発痛と接触時痛
現病歴：1年前、開業歯科医で6⏋の難抜歯を行ったところ、直後から上記症状が発現。右下口唇からオトガイ部にかけて、感覚鈍麻とびりびりする持続性の自発痛が発現。また、洗顔時の軽度の接触でビリッと電気が走るような疼痛が発現するアロディニアが認められた。1年間、口腔外科、ペインクリニックなどでメコバラミン（メチコバール®）やATP製剤（アデホス®）、星状神経節ブロックなどの治療を受けるが改善せず、当科受診。
現症：図❶の外側の赤線の範囲に感覚脱失と灼熱性の自発痛（VAS30/100）が、内側の赤丸部分には接触や冷風で瞬間的な鋭痛が誘発されるアロディニアが認められた。
診断：求心路遮断性疼痛（外傷性末梢神経障害性疼痛）
経過：三環系抗うつ薬（トリプタノール®）を10mg/日（1日1回夕食後）から開始し、1週間ごとに10mg/日ずつ漸増、50mg/日になった

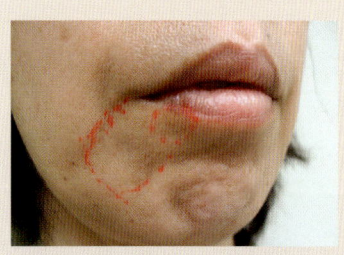

図❶　6⏋抜歯後の求心路遮断性疼痛。有痛性感覚脱失が生じている

ところで自発痛は消失した。しかしながら、さらに2ヵ月継続しても、アロディニアと感覚脱失は後遺したままで改善しなかった。プレガバリン300mg/日に切り替えたが1ヵ月後も効果なく、治療を終了とした。
コメント：発症より1年経過し、すでに外傷性神経障害性疼痛が成立してしまっているため、以後の治療では多くを望めず、アロディニアが後遺してしまった症例である。末梢性神経損傷は、術直後のステロイド療法が唯一の神経障害性疼痛発症予防のチャンスであるため、期を逸せずに治療を開始することが重要である。

【処方】
　プレガバリンは1日2回服用する薬であるが、開始当初は就寝前のみとし、ふらつきになどの程度を確認しながら増量する。

1～3日目：リリカ® 1錠25mg　1日1回　就寝前
4～6日目：1錠25mg　1日2回　朝食後、就寝前
　以後、至適効果が得られるまで3～7日ごとに25mgずつ、300mg/日まで漸増する。最大1日600mgまで使用可（本剤には、1カプセル25mg・75mg・150mgの3種類がある）
　注：神経損傷直後の急性期に、神経障害性疼痛発症を予防するためプレガバリンを投与することに関しては、現時点ではエビデンスがなく、メーカーも「適正使用の観点からも推奨していない」とコメントしている。

第2選択薬
■ 抗うつ薬（三環系抗うつ薬、SNRI）
　抗うつ薬は慢性疼痛の鎮痛補助薬として国際的に広く用いられている。とくに、プレガバリンが市場に登場する以前は、神経障害性疼痛の第1選択薬であった。抗うつ薬には下行性疼痛抑制系を賦活して、中枢で痛みを抑制する効果がある。本邦で用いられている抗うつ薬は、三環系抗うつ薬、SSRI、SNRIの3種に大別される（表❺）。
　第1選択は三環系抗うつ薬であり、なかでも、もっともエビデンスが高いのはアミトリプチリン（トリプタノール®）である。三環系抗うつ薬は半減期が長い薬であるため、1日1回の投与でよい。分服させると、かえって日中に眠気やふらつきなどの副作用が出て危険である。なお、SSRIは痛みに対する効果はほとんどないが、SNRIは神経障害性疼痛に対して有効なことがRCTで確認されている。

【処方】[7]
アミトリプチリン（トリプタノール®）1錠10mg　1日1回〔保険適応外〕
1回0.5錠　就寝3～4時間前（夕食後）から開始
1週間ごとに5mg（0.5錠）から10mg（1錠）ずつ漸増
（中止時も漸減）

表❺　本邦で使用されている主な抗うつ薬

	一般名	商品名
三環系抗うつ薬	アミトリプチリン ノルトリプチリン イミプラミン アモキサピン クロミプラミン ドスレピン トリミプラミン ロフェプラミン	トリプタノール ノリトレン トフラニール アモキサン アナフラニール プロチアデン スルモンチール アンプリット
SSRI	フルボキサミン パロキセチン セルトラリン	デプロメール、ルボックス パキシル ジェイゾロフト
SNRI	ミルナシプラン デュロキセチン	トレドミン サインバルタ
NaSSA	ミルタザピン	リフレックス レメロン

1週目：アミトリプチリン（トリプタノール®）：10mg　0.5錠
2週目：アミトリプチリン（トリプタノール®）：10mg　1錠
3週目：アミトリプチリン（トリプタノール®）：10mg　2錠
4週目：アミトリプチリン（トリプタノール®）：10mg　3錠
5週目：アミトリプチリン（トリプタノール®）：10mg　4錠
6週目：アミトリプチリン（トリプタノール®）：10mg　5錠
　　　（あるいは25mg錠を2錠）

　神経障害性疼痛の場合は30〜50mg/day程度で奏効することが多いが、用量依存性（増やせば増やすほど効果がある）の薬であるため、増量により改善が得られている間は、さらに増量してみる価値がある。
　しかしながら、三環系抗うつ薬は、口渇、眠気、便秘、尿閉などきわめて副作用の多い薬であり、とくに薬剤性QT延長による不整脈は致命的になることもあるため、必ず心電図でモニタリングを行う必要がある。使用経験が少ない場合は、歯科麻酔科や口腔顔面痛の専門医に依頼するのが賢明である。

【参考文献】
1) Jensen TS, Baron R, Haanpää M, Kalso E, Loeser JD, Rice AS, Treede RD. : A new definition of neuropathic pain. Pain. 152：2204-2205, 2011.
2) 和嶋浩一：末梢神経依存症によるニューロパシー性疼痛. ザ・クインテッセン

知っておきたい投薬・キーポイント

急性期：術直後、感覚鈍麻が確認されたとき
〔末梢神経損傷の傷病名必要〕

第1選択薬
プレドニゾロン（プレドニン®錠5mg）30mg/日で開始し、2週間で漸減するパルス療法。年齢、症状により適宜増減
第2選択薬
ビタミンB_{12}製剤 メチコバール®錠500μg　1回1錠　1日3回。寛解もしくは発症後8週間まで使用

慢性期

第1選択薬〔神経障害性疼痛の傷病名必要〕
神経障害性疼痛治療薬：プレガバリン（リリカ®） 　1〜3日目：1錠25mg　1日1回　就寝前 　4〜6日目：1錠25mg　1日2回　朝食後、就寝前 　　以後、至適効果が得られるまで3〜7日ごとに25mgずつ、300mg/日まで漸増する。最大1日600mgまで使用可
第2選択薬
三環系抗うつ薬：アミトリプチリン（トリプタノール®）1錠10mg 1日1回 1回0.5錠　就寝3〜4時間前（夕食後）から開始 1週間ごとに5mg（0.5錠）から10mg（1錠）ずつ漸増　〔保険適応外〕

　　ス別冊　一般臨床家 口腔外科医のための口腔外科ハンドマニュアル '10, 155, 2010.
3）坂本英治、仲西　修（監）、椎葉俊司（編）：歯科医師のための口腔顔面痛ハンドブック　その痛みにこの処方. 永末書店, 京都, 2008：26-27.
4）築山能大、古谷野　潔, 日本口腔顔面痛学会（編）：口腔顔面痛の診断と治療ガイドブック. 医歯薬出版, 東京, 2013：216.
5）厚生労働省研究班作成「痛みの教育コンテンツ」歯科教育用スライド.https://www.itamikyouiku.jp/top.html
6）日本神経学会治療指針作成委員会：「標準的神経治療：Bell麻痺」. 神経治療, Vol.25（No.2）：179, 2008.
7）井川雅子：口腔内特発性疼痛のとらえ方と三環系抗うつ薬の効果. 日本口腔顔面痛学会誌, 3（1）：21-31, 2010.

17 小児への投薬

渡部　茂　明海大学歯学部形態機能成育学講座
　　　　　口腔小児科学分野

● ● 小児への薬物療法

　小児への薬物療法を有効に奏効させるには、小児の成長・発育による薬物代謝を背景に薬物の吸収、代謝、排泄など、生体機能の年齢的な薬理学的特性を理解する必要がある。

1）薬物の吸収と排泄

　経口で摂取された薬物は、一般に消化管内で溶解され小腸粘膜を通じて体内に吸収されるが、とくに乳児では胃からの排泄時間が長い、胃液のpHが低いなどで、薬物吸収能が成人より緩徐であるために、経口よりも座薬や注射薬を用いる。幼児・学童では経口で問題ない。

　肝代謝型の薬物（マクロライド系抗菌薬、アニリン系鎮痛解熱薬）は低年齢児（乳児）では代謝能が低いため、薬物効果が成人より強く現れ副作用が起こりやすい。セフェム系抗菌薬、ペニシリンなど腎臓排泄型の薬物の体内動態は腎機能に関連して左右される。

2）薬用量の算出

　薬用量の算出では年齢、体重、体表面積を基準にしたものがあるが、年齢からの算出法は身長や体重に個体差があること、体重からの算出法は薬用量が少なくなる傾向にあるなどで、一般には体表面積から算出するAugsbergerの式が使用される。これは、熱量喪失量は体表面積に比例し、心拍量、腎糸球体濾過量、循環血液量は体表面積と平衡関係にあることなどによる。算出が煩雑なためvon Harnackの換算表（表❶）が用いられる。

表❶　Harnackの換算表（成人薬薬用量に対する比率）

年齢（歳月）	3ヵ月	6ヵ月	1歳	3歳	7歳6ヵ月	12歳	成人
小児薬用量	1/6	1/5	1/4	1/3	1/2	2/3	1

●●小児歯科で投薬頻度の高い薬物
■ 抗菌薬

1）抗菌薬の選択

　患児の状態を考慮して、感染病巣部位検索や原因菌検索、さらに抗菌薬の体内動態や副作用を加味したうえで適切な抗菌薬を選択することが原則。投与経路の選択は小児の場合、同系統の抗菌薬であっても臨床治験の未実施や症例不足のために、小児への適応がない抗菌薬があるので、特殊な感染症や他剤性感染症などの場合を除き、小児や新生児に対する用法、用量の確立している薬剤を選択する。

　しかし急性の化膿性疾患では、原因菌を分離培養して病原菌に有効な抗菌薬を選択する時間がなく、緊急性を要することが多いため、その場合は広域性抗菌薬を第一選択とする。使用頻度の高いものは、細菌細胞壁合成阻害薬のペニシリン系、セフェム系、細菌タンパク合成阻害薬のマクロライド系などがある。

　表❷に小児領域で使用頻度の高い抗菌薬を示す。

2）抗菌薬の副作用

　一般的な抗菌薬の副作用として、耐性菌の出現、常在細菌叢への影響、抗菌薬以外の薬剤との相互作用などがあげられる。抗菌薬による

表❷ 小児歯科臨床で使用頻度の高い抗菌薬

一般名	商品名	小児薬用量 (mg/kg)	3歳 (mg)	5歳 (mg)	7歳6ヵ月 (mg)	12歳 (mg)
ペニシリン系						
アンピシリン	ビクシリン	25~50	350~700	450~900	500~1500	750~2000
バカンピシリン塩酸塩	ペングッド	15~40	250~600	300~700	750	750
アモキシシリン	サワシリン	20~40	300~500	300~700	750	750
セフェム系						
セファレキシン	ケフレックス (L-ケフレックス)	25~50	300~700	350~900	750	750
セファクロル	ケフラール (L-ケフラール)	20~40	300~500	350~700	750	750
セフジトレンピボキシル	メイアクト	9	100~200	150~300	150~300	200~350
マクロライド系						
ジョサマイシン	ジョサマイシン	30	400	500	400~600	600~800

副作用は投与量によらない濃度非依存的副作用と、血中濃度に依存して発現する副作用に分けられる。前者には過敏反応、腎障害などがあり、免疫学的な機序により発現し、後者では血中ないし組織内濃度が高くなると発現するために、投与量、血中濃度の調節が必要である。また小児においては抗菌薬経口投与時の便性の変化に注意が必要となる。併用する可能性の高い鎮痛解熱薬、整腸薬の使用法にも注意が必要である。

■ 鎮痛薬

小児に対しての鎮痛薬投与は、副作用のリスクを考えて必要時のみに限って処方する屯用での使用を原則とする。アセトアミノフェンには市販の解熱鎮痛薬、総合感冒薬にも配合される薬剤で比較的安全性が高く、小児や妊産婦にも用いられる。妊婦に対しては我が国の添付文書では「妊娠中の投与に関する安全性は確立されていない……」と表記されているが、FDA（米国食品医薬品局）、ADEC（オーストラリア医薬品評価委員会）ではそれぞれグレードB、グレードAとされており、安全に投与が可能と評価されている。

授乳の際の影響については、アセトアミノフェンは乳児推定摂取量（母乳中移行量／母親投与量）が0.1％～1.85％程度であり、安全な量とされている。

その他の比較的安全な小児用鎮痛薬としてはNSAIDsに分類されるアントラニル酸系製剤メフェナム酸（ポンタール®）などがある。一方、サリチル酸系製剤、アスピリンは小児ではライ症候群との関連が指摘されており原則禁忌となっている。またイブプロヘンは症状の不顕性化の懸念で小児には使用されない。

表❸にアセトアミノフェンの体重による1回投与目安量を示した。

表❸　小児のアセトアミノフェン投与目安量

体重	1回量（アセトアミノフェンとして）
5kg	50～75mg
10kg	100～150mg
20kg	200～300mg
30kg	300～450mg

●●前投薬

　前投薬は一般には全身麻酔前の気道分泌の抑制、催眠・鎮静薬として用いられるが、歯科外来においては障害児、特に自閉症児の通院時や治療前の興奮を抑制し、治療が少しでも円滑に進むことを目的に用いる。適応症としては他に歯科治療に病的な不安、恐怖感を抱く小児、それらが原因して嘔吐反射が著しい小児、脳性麻痺児などである。

　比較的よく用いられる前投薬は、マイナートランキライザー（精神安定剤：ジアゼパム、ブロマゼパム）が用いられる。これらは穏やかな作用の心の安定薬で、不安や緊張感を和らげ気持ちを落ち着かせる。筋緊張性緩和作用もあり、筋肉のこわばりやツッパリをほぐす作用がある。

- 投与方法と注意

①通院時の興奮を軽減するためには、家を出る30分前に服用する。
②通院時に問題がなければ、治療前30分に服用させる。
③保護者に処置後の注意をよく伝えておく。
④急性症状の時には使用しない。
⑤用法は4～12歳は、1日量ジアゼパムとして2～10mgを分割投与となっているので、1回量としては3～5mgを投与する。ブロマゼパムも同様である。

●●急性歯槽骨炎と薬物療法

　急性歯槽骨炎は主にう蝕から化膿性根尖性歯周炎が進行した場合に生じる。著しい自発痛、打診痛、動揺と原因歯の根尖部周囲歯肉に発赤腫脹が認められる。一般に歯周組織の炎症は、歯根膜、歯肉、歯槽骨に及び、顎骨の骨膜炎、骨髄炎を引き起こすが、小児の場合には、
①炎症に対する抵抗力が弱いため、しばしば重篤な症状に陥りやすい
②骨がすう疎であるために、上顎では炎症が眼窩部付近、下顎では口腔底にまで波及しやすい
③炎症は歯胚にまで影響を与える場合がある
などの特徴を有する。

症例　急性歯槽骨炎

患者：9歳、女児
主訴：疼痛、開口障害

　下顎右側第1大臼歯のう蝕を放置していた。昨夜から疼痛、今朝になって腫脹が著しく、口が開かなくなって来院。

全身所見：体温38.0℃、身体がだるい。昨日の夕食は食べた。

口腔外所見：右顎下部発赤・腫脹を認める(図❶)。

口腔所見：下顎右側第1大臼歯にC3程度のう蝕、歯肉腫脹、開口障害(2横指)波動を認める(図❷)。

X線診査：根分枝部から根尖に透過像を認める(図❸)。

診断：下顎右側急性歯槽骨炎

治療および経過：
1日目；根管開放後、切開洗浄、ガーゼドレーン。ビクシリン1g点滴静注。

投薬：メイアクト小児細粒　230mg分/3(夕食後より)、4日分。カロナール細粒1.25g　頓用。イソジンガーグル30mL。

2日目；全身症状に変化なし。ドレーン交換洗浄。ビクシリン1g点滴静注。

3日目；全身症状改善。食欲良好。頰部腫脹かなり改善。ドレーン交換洗浄。

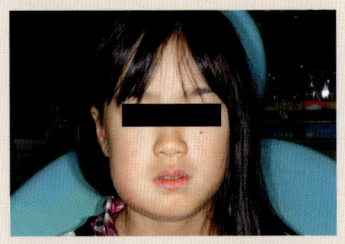

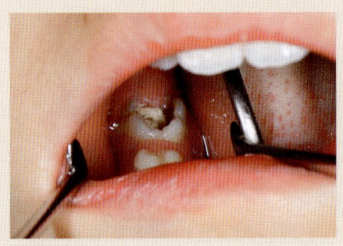

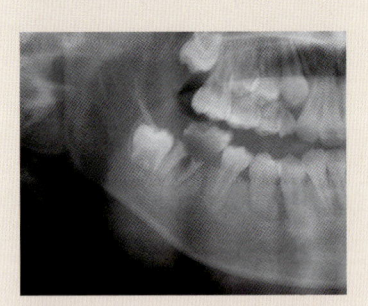

図❶

図❷

図❸

4日目以降；腫脹消退後、根管治療を行う。

　この症例のような場合、初回治療が重要と思われる。抗菌薬の血中レベルを一気に上げて維持する療法を行う。

知っておきたい投薬・キーポイント

小児への投薬に適した剤型

- 内服薬には、散剤、錠剤、カプセル剤、液状、顆粒剤、ドライシロップ剤などがある
- 乳児では、散剤、シロップ剤
- 幼児では、顆粒剤、散剤、シロップ剤
- 学童では、顆粒剤、散剤、錠剤

投与回数

- 症状により、毎食後、4、6、8、12時間ごとに投与する。急性重症の場合は、初回量を多く投与する。あるいは点滴投与

留意点：
①経口的に投与された薬物は、投与後1～3時間で血中濃度は最高値となり、以後直線的に減少する
②歯槽骨炎など長期的投与が必要となる場合は、半減期が短い薬物ほど平均血中濃度は一定になる

保険メモ
①アセトアミノフェン（カロナール®シロップ）は、歯科適応外である。
②手術後、外傷後には、
　メフェナム酸（ポンタール®シロップ）1回6.5mg/kg　1日2回
　〔歯科適応外〕

18　高齢者への投薬

片倉　朗　東京歯科大学オーラルメディシン・口腔外科学講座

●●高齢者の薬物代謝・排泄の特徴

　投与された薬物は、血中で赤血球やタンパクと結合している状態と、タンパクと結合していない遊離体との2つの形で存在する。そのうちタンパクと結合していないで遊離体となった量だけが組織に移行して効果を発揮することになる。したがって、薬効は投与量ではなくタンパクとの親和性によって変化する。

　薬物は胃から送り出された後に主に小腸で吸収されて門脈へ、そして肝臓で代謝され、最終的に腎臓の糸球体で濾過されて排泄される。高齢者ではこれらの生理的機能が低下し、薬物の半減期の延長や血中濃度の増大が起こりやすく薬効が強く出ることがある。また多くの薬剤が併用されているため、相互作用にも注意を払う必要がある(図❶)。

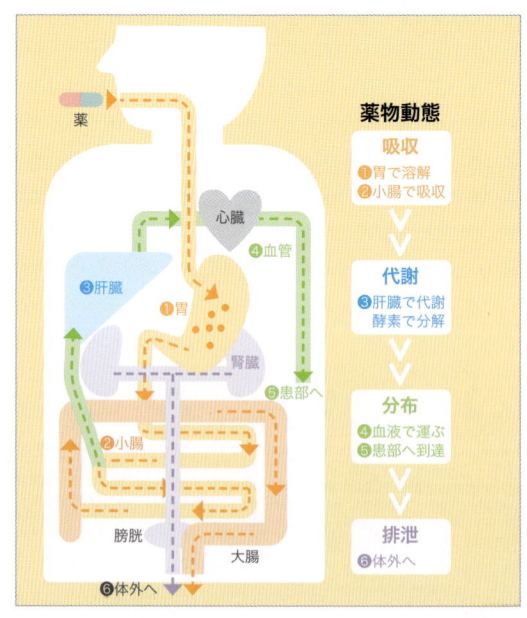

図❶　薬の基本的代謝(ザ・クインテッセンス，Vol.33 No1:147,2014より引用改変)

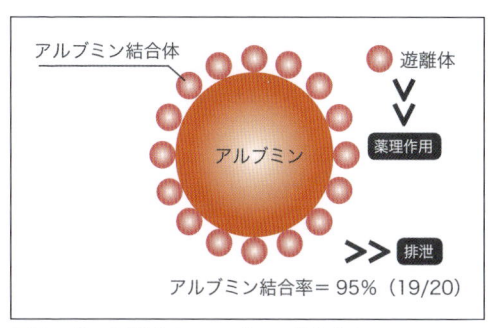

図❷　薬の誘導体とアルブミン結合体（ザ・クインテッセンス，Vol.33 No1:147,2014より引用改変）

1）吸収

　高齢者では胃のpHが上昇し、薬物の胃からの排出時間は延長する。しかし、実際は加齢による薬物の吸収への影響は少ないと報告されている。

2）代謝

　加齢に伴い薬物の代謝機能は低下する。肝代謝型の薬物では血中濃度が上昇し、薬剤の作用が通常成人より強く出る可能性がある。

3）分布

　加齢による血清アルブミン値の低下により、薬物はタンパク結合していない遊離体としての存在量が増加し、薬効や副作用が強く発現することがある。とくに低栄養の高齢者への投与量には注意が必要である（図❷）。

4）排泄

　クレアチニン・クリアランス（Ccr）は25歳を過ぎると1年に約1％ずつ低下する。健康成人のCcrは80〜100mL/minであるが、70 mL/min以下で腎機能障害ありと判断される。したがって、65歳以上では多くの患者で腎機能に問題がみられることになる。また、高齢者では血清クレアチニン値が正常値でも腎機能が低下していることがあるので、それを考慮して腎排泄型の薬物（アミノグリコシド系の抗菌薬等）は最初から回避する。さらに高齢者では非ステロイド系消炎鎮痛薬（NSAIDs）や抗菌薬で薬剤性腎障害を発症しやすいので、投与量、投与期間は最小限に留めておくべきである。

高齢者の服薬指導（服薬アドヒアランス）

アドヒアランスとは「患者自身が医療に責任をもって治療法を守る」という考え方である。

我々が処方した薬物の服薬アドヒアランスを向上させるには、飲み方だけでなく、患者に服用の重要性を理解してもらうことが必要である。他科からの服用薬品数が多い高齢者の場合、新たな薬物の服用は大きな負担になる。

また、上肢や手指の運動障害、摂食・嚥下障害のある高齢者では、患者のADLを鑑みて剤型等にも考慮が必要となる。経口薬だけでなく、軟膏や含嗽薬も同様である。

関節リウマチなどで手指の機能が低下している場合は、キャップの開閉、チューブや容器からの薬物の絞り出しが困難なことがある。そのような場合には、薬剤師に対して自助具の使用を説明するように指示する。

摂食・嚥下障害の患者、経管栄養や胃瘻の患者には薬剤を粉砕して投与することになる。この場合は薬剤の安定性、投与量の換算、チューブの閉塞などの問題が生じるので、リスクの少ない薬剤の選択と投与法を薬剤師と相談する必要がある。

抗菌薬、消炎鎮痛薬を投薬する際の注意点

歯科で処方する機会が多い抗菌薬と消炎鎮痛薬についての注意点をあげる。

ペニシリン系抗菌薬

①年齢を問わず過去にペニシリン系抗菌薬でアレルギー症状の既往がある患者には再投与を避ける。また、ペネム系やセフェム系と交差アレルギーを示す可能性がある。
②高齢者では腎機能が低下しており、ペニシリンの排泄が遅延し血中濃度が上昇しやすいため、投与量の調整が必要である。
③とくに日常生活動作（ADL）が低下している患者では投与後に偽膜性腸炎を発症しやすい。

症例　根尖性歯周炎、顎骨骨膜炎

患者：80歳、男性（164cm、54kg）、要介護3

主訴：左側下顎大臼歯部の歯肉の腫脹

現症：6̄部頬側歯肉に発赤、波動、圧痛を伴う腫脹を認め（図❸）。開口障害は軽度で経口摂取は可能であったが、咬合痛が著明であった。デンタルＸ線写真で6̄近心根に根尖性歯周炎を認める（図❹）。

既往歴：糖尿病とそれに伴う慢性腎不全

診断：根尖性歯周炎、顎骨骨膜炎

処置：局所麻酔下に口腔内消炎手術（膿瘍切開）を行った。

処方・経過：歯肉から歯肉頬移行部に波動があり、膿汁の貯留を認めた。

　血圧モニター、局所麻酔下に口腔内より消炎処置を行った。アモキシシリン（サワシリン®）250mgを1日3回毎食後に服用するようにした。疼痛時には、アセトアミノフェン（カロナール®）600mgを頓用で処方した。翌日には腫脹と疼痛は軽快し、アモキシシリン（サワシリン®）を3日間継続した後に6̄を抜歯した。

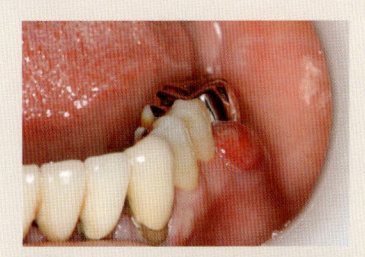

図❸　左下大臼歯部に炎症性の腫脹を認める

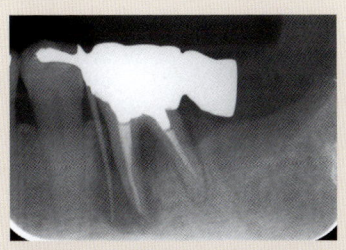

図❹　デンタルＸ線で6̄近心根に根尖性歯周炎の所見を認める（歯肉縁からガッタパーチャポイントを挿入して撮影）

注意点：

①糖尿病のため易感染性であり、炎症が重篤化しないように早期に消炎処置とともにペニシリン系抗菌薬を第一選択として投薬する。（10.歯性化膿性炎を参照）

②腎機能低下時（特に高齢者）では、腎排泄型であるセフェム系の抗菌薬は減量が必要である。また症状を的確に判断して投与期間は最小限にとどめる。

セフェム系抗菌薬
①アレルギー、投与量の調整、偽膜性腸炎についてはペニシリン系と同様である。汎用されているため耐性菌株も多く、多疾患を有し様々な治療経験がある高齢者ではその頻度があがる。
②ワルファリンの作用を増強することがあり、経口摂取が困難で食事が十分にとれていない場合は、さらにその頻度が増すので、ワルファリンが処方されている高齢者への投与は注意が必要である。

マクロライド系抗菌薬
①他の抗菌薬に比べて副作用が少ないので、高齢者でも処方しやすいが、14員環マクロライド系薬クラリスロマイシン（クラリス®、クラリシッド®）は、薬剤相互作用が多いため注意が必要である。
②肝排泄の薬剤なので、高度の腎障害がなければ投与量の調整は必要ない。
③シクロスポリン、ワルファリン、テオフィリン等の効果を増強するのでこれらを服用中の患者への投与には注意を要する。
④血中濃度が維持されやすいため投与回数が1日1～3回と薬剤によって異なり、とくにアジスロマイシンは服薬方法が大きく異なる。したがって、高齢者では服薬指導を丁寧に行う必要がある。

非ステロイド系消炎鎮痛薬（NSAIDs）
①高齢者ではNSAIDs誘発性の潰瘍合併症は出血、穿孔など重篤な症状を発症しやすい。
②COX-2選択阻害薬セレコキシブ（セレコックス®）では、従来のNSAIDsより潰瘍の発生率は低下する。骨髄炎、顎関節症などで長期投与が必要な場合には適しているが、これらの疾患には保険適応外である。手術後、外傷後ならびに抜歯後の適応がある。しかし、COX-2選択阻害薬は虚血性心疾患のリスクを高めることがある。高血圧、重篤な心機能不全、冠動脈バイパス再建術の周術期、脳血管疾患には禁忌である。
③慢性腎不全に対するNSAIDsの投与はできるだけ避ける。

処方例

■ 抗菌薬
【アモキシシリン(サワシリン®、パセトシン®など) 750mg分3　3日間】
【アジスロマイシン(ジスロマック®)　500mg　3日間】

■ 消炎鎮痛薬
【エトドラク(ハイペン®) 200mg分2　3日間】〔手術後、外傷後の適応〕
【アセトアミノフェン(カロナール®) 600mg　疼痛時】

　いずれも長期処方は避け、症状を確認しながら投与期間を調節する。症状の改善が認められた時点ですみやかに投与を中止する。
注意点：痩せ・ADLの低下による基礎代謝量、アルブミン値の低下、糖尿病による易感染性、腎障害への配慮、除痛による経口摂取の維持が必要。

知っておきたい投薬・キーポイント

日本臨床薬理学会が提唱する高齢者の薬物療法の10原則

① 薬の種類は最小限にする
② 用法・用量は簡略にする
③ 用量は少なめからスタートする
④ 増減は緩徐に行う
⑤ 加齢による生体構成成分、生理的機能の変化を考慮する
⑥ 可能なかぎり薬物血中濃度を測定する
⑦ 併用薬、とくに他診療科の処方に注意する
⑧ 対症療法薬は早期に中止する
⑨ 薬物相互作用に注意する
⑩ 副作用に対する忍容性の低下を考慮する

19　妊婦への投薬

川辺良一　聖路加国際病院 歯科口腔外科

●●妊娠中の薬物療法

　ほとんどの薬剤は、母体循環から胎児循環へと単純拡散によって胎盤をよく通過する。そのため妊娠中の薬物療法は、胎児に与える影響（催奇形性、胎児毒性）を考慮する必要がある。妊娠中に投与された薬剤の胎児への影響は、妊娠時期と薬剤によって異なる。

妊娠時期（妊娠週数）による薬剤の影響

　妊娠週数によって薬剤の影響は異なるため、①無影響期、②絶対過敏期、③相対過敏期、④潜在過敏期の4期に大別される（図❶）。

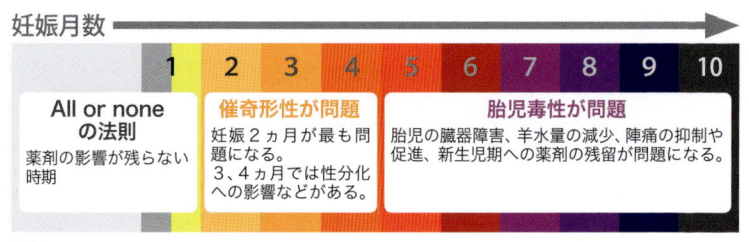

妊娠月数

| 1 | 2 | 3 | 4 | 5 | 6 | 7 | 8 | 9 | 10 |

All or none の法則
薬剤の影響が残らない時期

催奇形性が問題
妊娠2ヵ月が最も問題になる。
3、4ヵ月では性分化への影響などがある。

胎児毒性が問題
胎児の臓器障害、羊水量の減少、陣痛の抑制や促進、新生児期への薬剤の残留が問題になる。

図❶

1）無影響期（妊娠4週未満、排卵から2週間）
　この時期、薬剤は胎児に後続的な影響を残さない（all or noneの法則）。薬剤の影響があれば着床できずに流産してしまうか、あるいは完全に回復して後遺症を残すことがない。残留性のある薬剤は注意を要する。

2）絶対過敏期（妊娠4週から7週まで）
　胎児の重要な臓器が発生・分化する時期であり、奇形を起こすかどうか最も過敏な時期である。薬剤投与は十分な検討のうえ慎重に行う必要がある。本人も妊娠していることに気づいていないことも多い。

3）相対過敏期（妊娠8週から15週まで）
　胎児の重要な器官の形成は終了しているが、性器の分化や口蓋の閉

鎖はなお続いている。絶対過敏期より催奇形に関する胎児の感受性は低下するが、催奇形性のある薬剤の投与はなお慎重である。

4）潜在過敏期（妊娠16週以降から分娩まで）

　薬剤の投与によって奇形のような形態的異常は形成されない（例外：ワルファリン、ACE阻害薬等）。多くの薬剤は胎盤を通過して胎児に移行する。胎児の発育の抑制、機能的発育への影響、子宮内胎児死亡の胎児毒性が問題となる。分娩直前では新生児の適応障害や薬剤離脱障害、新生児死亡を起こすことがある。

●投薬時に必要な基本的な知識●

■妊娠週数の考え方

　妊娠週数は月経周期28日型を基準に計算される（図❷）。最終月経開始日を0週0日とし、排卵日が2週0日、40週0日が分娩予定日となる。

　月数は0週0日から3週6日までが妊娠1ヵ月と数える。月経周期は一定していない場合もあり、超音波断層法での胎児発育や基礎体温から妊娠週数、予定日は修正される。

月経周期28日の場合の妊娠週数の数え方

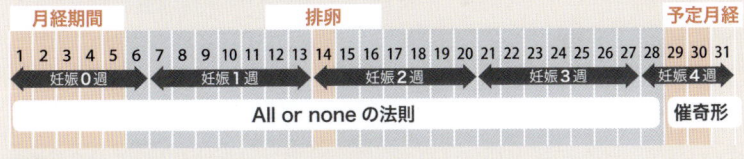

月経期間										排卵																		予定月経		
1	2	3	4	5	6	7	8	9	10	11	12	13	14	15	16	17	18	19	20	21	22	23	24	25	26	27	28	29	30	31
妊娠0週						妊娠1週							妊娠2週							妊娠3週							妊娠4週			
All or none の法則																												催奇形		

図❷

■妊娠中に使用を避けるべき薬剤（表❶）。

■妊婦に対する安全な処方の調べ方

　医薬品の情報は、「添付文書」や「インタビューホーム」、また、アメリカ食品医薬品局（U.S. Food and Drug Administration ; FDA）等の分類記載より得ることができる。

　「添付文書」は、法的根拠を薬事法にもつ公的文書で、妊婦への投薬に関して、「妊娠中の使用（投与）に関する安全性は確立していない」、「妊婦または妊娠している可能性のある女性には投与を避けることが望ましい」等の記載がある。

FDA分類は、Categories A,B,C,D,Xと記載される。歯科で用いる抗菌薬・消炎鎮痛薬では、最も安全なCategories A（ヒトの妊娠初期3ヵ月の対照期間で、胎児への危険性は証明されず、またその後の妊娠期間でも危険であるという証拠のないもの）に該当する薬はなく、リスクのあるCategories B 以下である。

表❶　妊娠中に使用を避けるべき薬剤（主だったもの）

薬剤名/薬剤群名	商品名	問題になる事項	報告されている事項
アミノグリコシド系抗菌薬	カナマイシン　ストレプトマイシン	胎児毒性	非可逆性の第Ⅷ脳神経障害
テトラサイクリン系抗菌薬	ミノマイシン	胎児毒性	乳歯のエナメル質染色、永久歯冠の染色
クロラムフェニコール系抗菌薬	クロロマイセチン	胎児毒性	新生児の中毒（gray baby）
サルファ剤	ウロサイダル　シノミン	胎児毒性	新生児の高ビリルビン血症
NSAIDs	インダシン　ロキソニン　ボルタレン	胎児毒性	動脈管閉鎖、新生児持続性肺高血圧症、持続胎児循環症、羊水過少、分娩遷延、予定日超過
エトレチナート	チガソン	催奇形性	催奇形性、男性も避妊が必要
高容量のビタミンA	チョコラA	催奇形性	催奇形性

処方例

　処方の原則は、「治療上の有益性が危険を上回ると判断される場合にのみ投与すること」である。妊娠中の感染症は早産の原因となり得る。また、妊娠中の高熱の持続は催奇形の危険性がある。

抗菌薬

　抗菌薬を必要とする場合は、ペニシリン系、セフェム系、マクロライド系が比較的安全に処方することができる。処方は、歯性化膿性炎の項に記載に準じる。

症例　左下顎智歯周囲炎

患者：27歳、女性
主訴：左側下顎智歯部の腫脹
現病歴：以前よりたびたび同部歯肉の腫脹と消退を繰り返していた。悪阻にて口腔清掃が不良のため歯肉に違和感を生じていたところ、昨日より同部に腫脹が出現した。
既往歴：妊娠4ヵ月。他の基礎疾患・服薬なし。アレルギー歴なし
現症：体重51kg、体温36.8℃
口腔外所見：所属リンパ節の腫脹なし。開口障害は軽度で上下切歯間で2横指半。神経麻痺なし。
口腔内所見：左下顎智歯は歯冠の一部が萌出（**図❸**）。周囲歯肉の発赤と軽度の腫脹、圧痛を認めた。排膿なし。
診断：左下顎智歯周囲炎
治療方針：消炎療法と智歯抜歯を計画。妊娠中の投薬および抜歯のリスク（腫脹、疼痛、神経麻痺等）について説明後、治療方針の同意を得た。
経過：アモキシシリン（パセトシン®）初回250mg　以後毎食後および就寝前に服薬

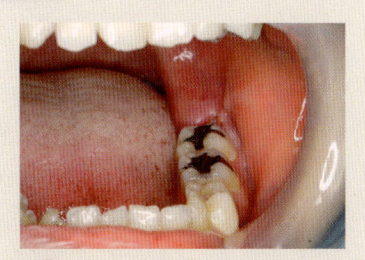

図❸

アセトアミノフェン（カロナール®）300mg錠　初回より6時間間隔で服薬
　翌日より症状の軽減が認められた。消炎療法4日目には症状消退したため、通法に従い当該歯を抜歯した。術後全身・局所ともに経過は良好であった。

注意点：
①すべての女性は初経から閉経まで妊娠の可能性があると常に考える。
②生殖可能年齢の女性への薬物療法は、妊婦にも安全な薬を使う。
③妊娠週数と胎児経過について確認する。
④最終月経開始日から28日以上は注意を要する。
⑤妊娠中の薬物療法の安全性について十分に説明し、妊婦の不安の解消に努める。

■第1選択薬
【アモキシシリン（パセトシン®、サワシリン®など）　1,000mg　1日4回（250mg×4）　朝昼夕食後、睡眠前　5日間】
■第2選択薬
【アジスロマイシン（ジスロマック®）500mg　1日1回朝食後　3日間】

解熱消炎鎮痛薬
　解熱消炎鎮痛薬はアセトアミノフェンを処方する。NSAIDsは処方を避ける。アセトアミノフェンは妊娠中、周産期において最も安全に処方できる解熱消炎鎮痛薬である。ただし、医薬品医療機器総合機構から「妊娠後期の妊婦にアセトアミノフェンを投与すると、胎児に動脈管収縮を起こす可能性がある」との指摘がある。

【アセトアミノフェン（カロナール®）1,800㎎　1回600㎎　1日3回朝昼夕食後　5日間】
　歯痛、歯科治療後の疼痛、他に適応がある。1回300〜1,000㎎投与間隔は4〜6時間以上空ける。年齢・症状で適宜軽減する。1日総量4,000㎎が限度。空腹時の投与を避ける。

●●授乳中の薬物療法
　ほとんどの薬剤は母乳中に移行するため、児は消化管を通して吸収する。母乳育児中の母親が薬物の服用を必要とする場合があるが、「添付文書」の使用上の注意には、「母乳へ移行するので授乳を中止させることが望ましい」という記載がある薬が多い。授乳を中止した際に搾乳しないと、乳腺炎になる可能性がある。実際には大部分の薬物は、授乳中に投与しても、母乳への移行はわずかな量であり、有害ではないことが多い。できるだけ母乳育児を継続しながら、母親の薬物治療が行われている（American Academy of Pediatrics）。歯科で用いる抗菌薬としては、セフェム系、ペニシリン系、マクロライド系が用いられる。解熱消炎鎮痛薬としては、アセトアミノフェンの他、NSAIDs（ロキソニン®など）も通常量投薬可能である。
　なお、授乳婦への最も安全な薬の選択としては、①解熱消炎鎮痛薬として、アスピリンよりもアセトアミノフェンを選ぶ。②抗菌薬として、「添付文書」に乳汁中への移行は認められなかったと記載のある薬剤を選ぶ（例；フロモックス®）。
　また、乳児への薬剤の影響を最小限にするために、授乳直後か、または乳児が寝る直前に薬物を服用する等の配慮をする。

知っておきたい投薬・キーポイント

妊娠中の薬物療法

抗菌薬

- 胎児毒性はテトラサイクリン系抗菌薬の胎児の歯、骨への色素沈着
- 胎児毒性はセフェム系、ペニシリン系、マクロライド系では認められない
- ニューキノロン系薬はすべての製剤で妊婦、妊娠している可能性のある婦人には禁忌

第1選択薬

ペニシリン系薬、セフェム系薬

消炎鎮痛剤

- 消炎鎮痛剤は、催奇形性より胎児の動脈管収縮作用の強弱がポイント。特にボルタレン®は胎児の動脈管収縮が強い薬剤で、妊娠末期での投与では死産もみられる

動脈管収縮が強い薬剤

ボルタレン®：妊婦または妊娠している可能性のある婦人すべてに禁忌

動脈管収縮が中程度の薬剤

ロキソニン®：妊娠末期の婦人のみ禁忌

動脈管収縮の弱い薬剤

カロナール®*：禁忌の項には妊娠に関することは記載なし
動物実験で弱い動脈管収縮が記載されているのみ

＊カロナール®では鎮痛効果が弱い場合、妊娠末期を除けばロキソニン®の投与でも問題は少ない

【参考文献】
1) 佐藤孝道, 加野弘道編：妊娠と薬 第2版. 薬業時報社, 2010.
2) Briggs GG, Freemsn RK, Yaffe SJ：Drugs in Pregnancy and Lactation. 8th Ed., Williams & Wilkins, Baltimore, 2008.
3) American Academy of Pediatrics：The Transfer of Drugs and Other Chemicals Into Human Milk Committee on Drugs. Pediatrics Voll.108 No.3 September 2001：776-789.

20　腎透析患者への投薬

又賀　泉　日本歯科大学生命歯学部 口腔外科学講座

●●慢性腎不全透析療法の現状

　日本における慢性腎不全血液透析療法中患者数は、30万人と報告され、透析患者の平均年齢は67.8歳で経年的に高齢化の一途である[1]。長期透析による主な全身合併症として、①動脈硬化、②貧血、③心不全、④骨病変、⑤アミロイドーシス、⑥感染症があげられ、顎口腔領域においても様々な合併症が報告されている[2]。

①動脈硬化

　動脈硬化は、尿毒素などの蛋白代謝産物の透析と循環障害、カルシウム・リンなどの骨代謝異常を伴い、体液量の増加などが動脈硬化の促進に影響し、動脈硬化が進行すると心筋梗塞や脳梗塞の原因となる。

②貧血

　貧血は、腎臓で産生される造血ホルモンであるエリスロポエチン（EPO）の産生障害によって生じる。

③心不全

　体中に過剰な水分貯留状態が続くと心臓に負担がかかり、心嚢拡大を呈して心不全が生じる。

④骨病変

　骨病変名は、カルシウム・リンの代謝障害や活性型ビタミンDの不足による二次性副甲状腺機能亢進症を中心とした透析性骨症を伴う。

⑤アミロイドーシス

　β_2-ミクログロブリンによって産生されるアミロイドが、各臓器に沈着して手根管症候群などを発症する。四肢関節と同様に顎関節や唾液腺にもアミロイドが沈着すると考えられている。

⑥感染症

　感染症は、慢性に生じている低蛋白血症や貧血、リンパ総数の減少、T細胞機能低下による細胞性免疫機能の低下と代謝異常などによって生じやすい。加えて透析患者の高齢化、糖尿病患者の増加、院内感染

の機会が多いなどである。感染症は透析患者の死因の約12％を占める。とくに、歯や口腔における合併症として顎骨においては骨髄炎の発症頻度が高くなり、周術期における感染に対する配慮が必要である。

これらを背景に、透析患者への顎口腔領域の疾患、とくに抗菌薬の投与法について述べる。

●●透析患者への薬物療法

透析患者における薬剤の体内分布は、水溶性の薬物は透析によって除去されやすく、脂溶性薬物は除去されにくい。

蛋白結合率が高い薬物は透析によって除去されにくく、透析性が低い特徴がある[3〜5]。蛋白結合率が低い薬物は透析されやすいため、透析後に追加投与が必要となる。

抗菌薬についても代謝される臓器や、おのおのの未変化体での排泄率や透析性によって投与量や透析間隔の指標が決められている。一般に安全性の高いβラクタム系の抗菌薬であるセフェムやペニシリン系抗菌薬が用いられることが多いが、種類によっては蛋白結合率や代謝が異なるため注意が必要である。セフェム系抗菌薬でもセフォペラゾン（CPZ）は胆汁排泄型（肝代謝）で常用量の投与でよく、蛋白結合率が高く（90％）透析性もほとんどないため、透析後追加投与の必要もない。セフェム系抗菌薬は毒性が少なく安全域が広いが、大量投与により痙攣を生じることがある。ミノサイクリンやクリンダマイシン系は肝臓で代謝され、蛋白結合率もおのおの70％、60〜95％で高く透析性がないため、追加投与の必要はないとされている。

MRSAに対して用いられるバンコマイシンなどは、未変化体として腎排泄であり、蛋白結合率は10〜50％で透析性は比較的高いが、透析患者では薬剤の半減期は著しく延長するため、薬剤血中濃度測定を行いつつ、投与量を調整するtherapeutic drug monitoring（TDM）が必要である（表❶）。

透析によるコントロールと合併症については、患者個々に異なるため、透析医との綿密な医療連携が必須である。とくに透析導入期は維持透析として安定していないため、観血的処置を行う際は注意を要する。

表❶ 透析患者に対する抗菌薬の投与法

	一般名	商品名	未変化体での排泄(%)	代謝	蛋白結合率(%)	投与量	投与間隔(時間)	透析性
ABPC	アンピシリン	ビクシリン	75～92	腎	8～20	1～2g	24	(+)
PIPC	ピペラシリン	ペントシリン	75～90	腎	30	0.5～2g	12	(+)
SBT/ABPC	スルバクタム/アンピシリン	ユナシンS	50～80	腎	30	0.75～1.5g	24～48	(+)
CEZ	セファゾリン	セファメジン	75～95	腎	80	1～2g	12～24	(+)
CTM	セフォチアム	パンスポリン	65～93	腎	8	1～2g	12～24	(+)
CPZ	セフォペラゾン	セフォビッド	20	肝	90	0.5～1g	12	(−)
CMZ	セフメタゾール	セフメタゾン	85	腎	75	1g以下	24	(+)
FMOX	フロモキセフ	フルマリン	80	腎	35	0.5～1g	24	(+)
CZOP	セフォゾプラン	ファーストシン		腎	6～8	0.25～0.5g	24～48	(+)
CPR	セフピロム	ケイテン/プロアクト	89	腎	8～12	0.5～1g	24	(+)
CAZ	セフタジジム	モダシン	60～85	腎	17	0.5～1g	24～48	(+)
AZT	アズトレオナム	アザクタム	75	腎	45～60	0.5～1g	24	(+)
IPM/CS	イミペネム/シラスタチン	チエナム	20～70	腎	13～21	0.25～0.5g	12～24	(+)
MEPM	メロペネム	メロペン	65	腎	低い	0.25～0.5g	48	(+)
MINO	ミノサイクリン	ミノマイシン	6～10	肝	70	0.1～0.2g	12～24	(−)
VCM	バンコマイシン	バンコマイシン	90～100	腎	10～50	1g	96*	(+)
TEIC	テイコプラニン	タゴシッド	40～60	腎	60～90	0.4～0.8g	72*	(+)
LVFX	レボフロキサシン	クラビット	67～87	腎	24～38	0.1g	24～48	(+)
ABK	アルベカシン	ハベカシン		腎	3～12	0.075g	24～48*	(+)
GM	ゲンタマイシン	ゲンタシン	95	腎	<5	60mg以下	24～48*	(+)

* 血中濃度の測定で決定

(参考文献[3])より引用)

顎口腔疾患に対する観血的処置における抗菌薬の投与

抜歯後の抗菌薬投与

　抜歯後の感染予防としては、βラクタム系抗菌薬が用いられる。抜歯などの観血的処置は透析日を避けて行い、感染予防に対してはセフェム系あるいはペニシリン系抗菌薬を用いることが一般である。

　内服の場合は、
【1日半量3回あるいは1日2回の内服　血中濃度は維持される】

　抜歯後に処方する鎮痛薬の多くは、胆汁排泄型(肝代謝)で蛋白結合率が高く、透析によって除去されやすいため常用量でよい。麻酔薬であるリドカインなど肝代謝で減量の必要はない。

観血的治療の抗菌薬投与上の注意点
①透析患者は慢性腎不全を伴っている。
②おおむね週3回の血液透析療法を昼間あるいは夜間に受けている。
　1回の透析時間は5時間である。
③透析中はヘパリンなどの抗凝固剤が投与されている。ヘパリンは肝臓で約5時間で代謝されるが、透析日の観血的処置は避けたほうが望ましい。当日処置が必要な場合は、局所ヘパリン化を透析医に依頼する。
④貧血、低蛋白血症を伴って免疫機能の低下を生じている場合があり、観血的処置後は抗菌薬の投与が必要である。
⑤透析から透析の間、腎排泄がないため薬剤の血中濃度が高くなる。

消炎鎮痛薬
　いずれの消炎鎮痛薬およびアセトアミノフェンは腎機能に影響を与えるため、頓用が望ましい。
　比較的安全といわれている薬剤は、アセトアミノフェン、アスピリンである。
　COX-2選択性消炎鎮痛薬は、腎機能への影響について一定の見解が得られていない。

> **症例　顎骨骨髄炎**

患者：72歳、女性
主訴：右側下顎の疼痛

慢性糸球体腎炎により透析歴29年8ヵ月。合併症として糖尿病と甲状腺機能低下症、透析アミロイド症およびウェルニッケ脳症を伴う。週3回昼間に透析を受けている。

初診時血液所見：
Ca 8.7 mEq/L
iP 3.4mg/dL
ALP 441 IU/L
i-PTH 150 pg/mL

X線所見：右側下顎臼歯部に骨枢に囲まれた腐骨形成を伴う顎骨骨髄炎様所見が認められた（図❶〜❸）。

治療経過：透析施設において透析直後にセフェム系抗菌薬をシャントより注入し、翌日に全身麻酔下にて掻爬手術を行った。さらに手術翌日の透析時、再度セフェム系抗菌薬を注入し、術後3日目よりセフェム系抗菌薬を通常量の半量、1日3回7日間内服投与を行うと消炎した。

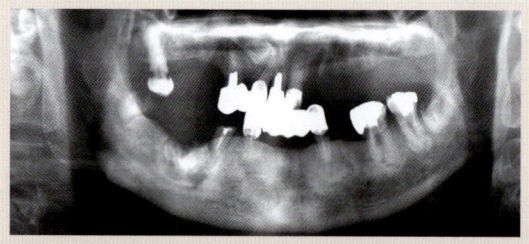

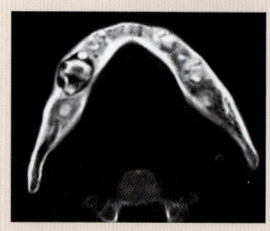

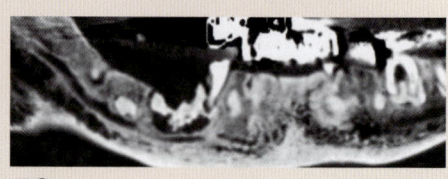

図❶〜❸　下顎骨：骨稜構造の変化。根尖部：異所性石灰化

処方例

【カロナール® 1回400mg ○回分 疼痛時 1日3回まで】

カロナール無効時
【セレコックス® 1回200mg ○回分 疼痛時 1日2回まで】

知っておきたい投薬・キーポイント

観血的処置後の感染予防に対する抗菌薬投与

セフェム系またはペニシリン系

内服の場合
1日半量3回あるいは1日2回の内服
血中濃度は維持される

消炎鎮痛剤

アセトアミノフェン

カロナール® 1回400mg ○回分 疼痛時 1日3回まで

【参考文献】
1) (社)日本透析医学会, 統計調査委員会：わが国の慢性透析療法の現況. 2010年末：http://docs.jsdt.or.jp/overview/index2011.html
2) 又賀 泉：血液透析中高齢患者における顎口腔領域の合併症と歯科治療. 老年歯科医学 25 (4)：402-409, 2011.
3) 錦戸雅春, 野口 満, 他：周術期における透析患者に対する薬剤の使用法. 臨床透析 19 (7)：779-787, 2003.
4) 大平整爾維, 編：維持透析患者の感染症と抗菌薬投与 維持透析患者の周術期管理 第1刷. 診断と治療社, 東京, 2007：42-47.
5) 平田純生, 編：薬物動態って難しくない 腎不全と薬の使い方Q&A 第7刷. 株式会社じほう, 東京, 2011：16-36.

21 心疾患患者への投薬

砂田勝久　日本歯科大学生命歯学部 歯科麻酔学講座

●●頻度の高い心疾患

　日常診療において遭遇する頻度の高い心疾患として以下があげられる。

1）虚血性心疾患

　冠血管の狭窄、閉塞によって心筋への酸素供給が不足することで胸痛が生じる疾患をいう。運動時に一時的に起こる労作性狭心症、主に睡眠中に生じる安静時狭心症、心筋壊死によって激しい痛みが長時間続く心筋梗塞に大別される。抗血栓薬の他に血管拡張作用の強い硝酸製剤、カルシウム拮抗薬が処方される。

2）先天性心疾患（表❶）

　心臓および大血管の奇形をいう。左右の心房または心室間に連絡が生じているもの、心臓周囲の血管走行が正常と異なるものなどがある。近年では幼少期に修復手術が行われるため歯科治療上の問題は少ないが、放置されれば血流異常により十分な酸素を含む血液が全身に供給できず、チアノーゼや心不全を来す（図❶）。酸素の運搬能力を補うために多血症となっていることが多く、血栓症を起こしやすい。そこで、抗血栓薬や心臓の負担を減らすための利尿薬が処方される。また、心臓弁膜症と同様に、感染性心内膜炎のハイリスク群となる。

3）心筋症（表❷）

　遺伝子の突然変異による心筋異常の結果、心臓の機能が低下する疾患をいう。拡張型、肥大型、拘束型などに分類される。突然死を来すことがある。拡張型では血管拡張作用をもつアンギオテンシン変換酵素阻害薬あるいは受容体阻害薬、肥大型ではβ遮断薬やカルシウム拮抗薬が処方される。

4）不整脈（表❸）

　心臓の電気的興奮の異常によってリズム異常を生じる疾患をいう。頻脈性および徐脈性不整脈に大別される。頻脈性不整脈ではβ遮断薬

表❶ 代表的な先天性心疾患

心房中隔欠損症
心室中隔欠損症
Fallot四徴症
動脈管開存症

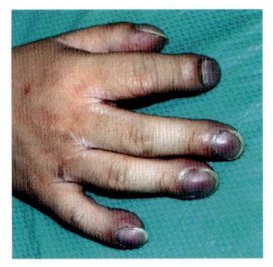

図❶ ばち指。チアノーゼを呈する心疾患患者にみられる

表❷ 心筋症の分類

肥大型心筋症
拡張型心筋症
拘束型心筋症
不整脈原性右室心筋症
たこつぼ心筋症

表❸ 代表的な不整脈

頻脈性不整脈	期外収縮 心房細動 WPW症候群 心室頻拍 心室細動
徐脈性不整脈	房室ブロック 洞不全症候群

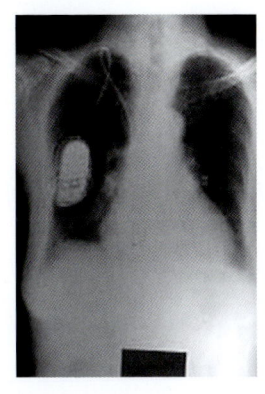

図❷ ペースメーカー挿入患者の胸部X線写真。ペースメーカー本体(ジェネレーター)とリード電極を認める

やカルシウム拮抗薬が処方されるが、徐脈性不整脈ではペースメーカーの挿入(**図❷**)が行われる。

5) 心臓弁膜症(23項参照)

　心臓の4つの弁が単独または複数にまたがって狭窄、閉鎖不全を来す疾患をいう。障害が高度であればポンプとしての能力が低下するため、心不全を来す。β遮断薬、カルシウム拮抗薬、ジギタリス、利尿薬などの他に外科的修復が行われていれば、抗血栓薬が処方される。

症例1　1⌋の歯冠破折

患者：68歳、男性
主訴：前歯の破折
診断および予定処置：上顎右側中切歯の歯冠破折のためCR充填を予定した。
全身所見：身長165cm、体重78kg。48歳時に高血圧症、55歳時に労作性狭心症と診断され、現在ニフェジピン（アダラート®）20mg/日、アスピリン（バイアスピリン®）100mg/日に加えて硝酸イソソルビド（ニトロール®）5mg舌下錠が頓用で処方されている。1～2回/月の胸痛発作があり、内科主治医から激しい運動は避けるように指示されている。
経過：血圧計、酸素飽和度計、モニター心電計を装着した。笑気吸入鎮静法併用下に表面麻酔を行い、アドレナリン含有リドカイン1.8mLで浸潤麻酔後に充填した。

注意点：血圧計、心電図、酸素飽和度モニター、笑気吸入鎮静法、表面麻酔は、循環器疾患患者の治療時には欠くことのできない患者管理の手技等である。

　心疾患は不安や恐怖、痛みといった精神的、肉体的ストレスで急性増悪することがあるので、安全な患者管理のために鎮静法と表面麻酔はきわめて有用である。とくに虚血性心疾患では、同時に酸素投与が行える笑気吸入鎮静法の有用性は高い。麻酔薬に含まれるアドレナリンは酸素消費量を増加させるが、一方で酸素供給を増加させる。またシタネスト-オクタプレシン®には心筋血流量減少作用がある。どちらの麻酔薬を用いても1.8mLカートリッジ1本程度であれば、心筋酸素需給バランスに与える影響は小さい。

症例2　心内修復術のための抜歯

患者：12歳、女児
主訴：心内修復術のための抜歯
全身所見：身長145cm、体重55kg。3歳時に心室中隔欠損と診断され、現在利尿薬のフロセミド（ラシックス®）40mg/日が処方されている。軽度の運動でも疲労を訴え活気に乏しい。
経過：血圧計、酸素飽和度計、モニター心電計を装着した。笑気吸

入鎮静法併用下に表面麻酔を行いシタネスト-オクタプレシン®1.8mLで浸潤麻酔後に抜歯した。術後はアモキシシリン（サワシリン®）750mg/日、鎮痛薬としてアセトアミノフェン（カロナール®）3.0g/日を処方した。

注意点：術中の急変に備えて血圧計、心電図、酸素飽和度モニターは必須である。易疲労感など心不全症状があってもシタネスト-オクタプレシン®は、心機能に与える影響が小さく安全である。利尿薬服用者にセファロスポリン系、アミノグリコシド系抗菌薬を投与すると腎障害を起こすことがあるので、ペニシリン系を選択する。また、ボルタレン®、ロキソニン®等の非ステロイド性消炎鎮痛薬の効果が低下する。

症例3　|6 急性歯髄炎

患者：55歳、女性
主訴：上顎の拍動性疼痛
診断および予定処置：上顎左側第1大臼歯急性歯髄炎のため麻酔抜髄を予定した。
全身所見：身長156cm、体重55kg。42歳時に心房細動と診断され、現在ワルファリン（ワーファリン®）2mg/日とジゴキシン（ジゴシン®）0.25mg/日が処方されている。1～2回/週の動悸を自覚する以外に症状はない。
経過：血圧計、酸素飽和度計、モニター心電計を装着した。笑気吸入鎮静法併用下に表面麻酔を行い、シタネスト-オクタプレシン®1.8mLで浸潤麻酔後に抜髄した。術後に鎮痛薬としてアセトアミノフェン（カロナール®）1.0gを頓用で処方した。

注意点：心房細動を有する患者の治療上の注意点は、頻拍発作を防ぐことと血栓症を予防することである。

アドレナリンは、心機能を亢進させ、さらに心臓内の血栓が移動して脳梗塞発症のリスクが増加するので避けたほうがよい。またアスピリンやクロピドグレル（プラビックス®）などの抗血小板薬、ワルファリンなどの抗凝固薬服用者では、非ステロイド性消炎鎮痛薬投与で出血傾向が増加する。アセトアミノフェンは血液凝固に影響を与えず、1.0g/回を投与すれば優れた鎮痛作用を示す。抗不整脈薬

のジソピラミド（リスモダン®）はマクロライド系抗菌薬との併用で不整脈発現のリスクが増加する。

症例4　8̄ 周囲炎

患者：24歳、男性
主訴：下顎の拍動性疼痛
診断および予定処置：下顎左側智歯周囲炎のため抜歯術を予定した。
全身所見：身長172cm、体重62kg。18歳時に肥大型心筋症と診断され、ベラパミル（ワソラン®）200mg/日が処方されている。現在自覚症状はない。
経過：血圧計、酸素飽和度計、モニター心電計を装着した。笑気吸入鎮静法併用下にシタネスト-オクタプレシン® 1.8mLで伝達麻酔を、表面麻酔後にアドレナリン含有リドカインで浸潤麻酔を行って抜歯した。術後に抗菌薬としてアンピシリン（ビクシリン®）750mg/日、鎮痛薬としてジクロフェナックNa（ボルタレン®）75mg/日を処方した。
注意点：下顎大臼歯部は浸潤麻酔が奏効しにくいため積極的に伝達麻酔を利用すべきである。肥大型心筋症患者はアドレナリン投与や疼痛刺激によって病態が悪化する。シタネスト-オクタプレシン®は、伝達麻酔で用いるとアドレナリン含有リドカインと同等の効果を発揮する。

一方、伝達麻酔は大臼歯の頰側には効果が及ばない。そこでシタネスト-オクタプレシン®で伝達麻酔を、アドレナリン含有リドカインで浸潤麻酔を行う。マクロライド系抗菌薬（とくにクラリス®）は、ベラパミル、ニフェジピン（アダラート®）、ジルチアゼム（ヘルベッサー®）などカルシウム拮抗薬服用者の降圧作用を増強するため、ペニシリン系やセファロスポリン系の抗菌薬を選択する。アジスロマイシン（ジスロマック®）は、安全に投与できると考えられている。

処方例

■虚血性心疾患患者に対する局所麻酔薬
【アドレナリン含有リドカイン1.8mLカートリッジ1本】
【シタネスト-オクタプレシン® 1.8mLカートリッジ1本】

■ 先天性心疾患・心筋症・不整脈患者に対する局所麻酔薬
【シタネスト-オクタプレシン®1.8mLカートリッジ1本】

表❹　心疾患患者に処方されている薬剤と歯科で投与する薬剤の併用上の注意

	代表的製剤	併用注意薬	理由
β遮断薬	インデラル®	ボスミン®	血圧上昇
カルシウム拮抗薬	ニフェジピン® ヘルベッサー® ワソラン®	セファロスポリン アミノグリコシド	血圧低下
抗血栓板薬	バイアスピリン® ワルファリン®	非ステロイド系消炎鎮痛剤	出血傾向
抗不整脈薬	リスモダン®	マクロライド	不整脈
利尿薬	ラシックス®	セファロスポリン アミノグリコシド	腎障害

知っておきたい・キーポイント

■ モニターの重要性 ■

　有病者の診療時には、血圧計と酸素飽和度計は欠かせない。本項であげた虚血性心疾患、先天性心疾患、心筋症、不整脈、心臓弁膜症では循環動態が急変する可能性があり、モニター心電計による監視も必要である（図❸❹）。モニターなしで治療を行うのは、暗闇を手探りで歩くようなものである。

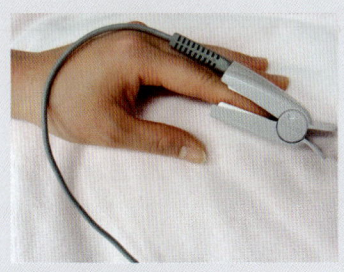

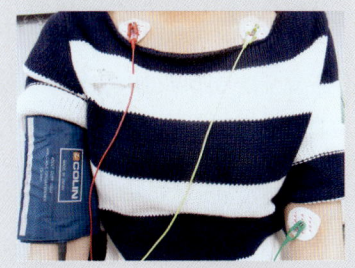

図❸　酸素飽和度計プローブ　　図❹　モニター心電計の電極と血圧計

22　歯科治療恐怖症

佐野公人　日本歯科大学新潟生命歯学部 歯科麻酔学講座

●●歯科治療恐怖症と原因

　歯科治療恐怖症とは、歯科治療に対する恐怖感が非常に強く、歯科医院に足を踏み入れることもできない、歯科用ユニットに座れない、タービン音などで体が硬直する、開口しようとすると吐き気を催すなどの異常な行動を示す状態を指し、歯科心身症の一つである。

　そして、幼少時の強制的歯科治療によるトラウマ、過去の歯科治療時の不快な体験等、このような過去の体験が、学習理論に基づき増幅・増強され発症すると考えられる。

●●歯科治療恐怖症患者への投薬

　通常、歯科医師が歯科治療恐怖症と診断された患者に対し投薬することは稀で、心療内科や精神科からの投薬がほとんどと思われる。本項では、それら他医療機関で投薬されている比較的頻度の高い薬剤を挙げ、解説する。

抗うつ薬（表❶、図❶❷）

　抗うつ薬は、脳内の神経伝達物質である「セロトニン」や「ノルアドレナリン」の不足によって引き起こされるうつ病に対し、これらを解消し、正常に近い状態に戻す働きがある。

■三環系抗うつ薬

　三環系抗うつ薬は脳内の神経伝達物質であるノルアドレナリンとセロトニンの神経終末への再取り込みを阻害することで効果が発現する。

　また、三環系抗うつ薬は、様々な神経伝達物質からの情報を受け取る受容体の働きを遮断する作用があり、アセチルコリン受容体の遮断により口の渇き、便秘、目のかすみ、排尿障害などの抗コリン作用が、アドレナリンα1受容体の遮断により起立性低血圧、めまい、鎮静が、ヒスタミンH1受容体の遮断により眠気、体重増加、鎮静が発現する。

表❶　抗うつ薬の種類

分類		一般名	商品名	特徴と主な副作用
第1世代	三環系	イミプラミン	トフラニール他	抗うつ効果が高い一方で、セロトニンやノルアドレナリン以外の神経伝達物質にも作用するため、副作用（口渇、便秘、排尿障害、立ちくらみなど）が現れやすい
		アミトリプチリン	トリプタノール	
		トリミプラミン	スルモンチール	
		ノルトリプチリン	ノリトレン	
		クロミプラミン	アナフラニール	
第2世代		アモキサピン	アモキサン	第1世代に比べると副作用は軽減されているが、その分効果もやや弱い
		ロフェプラミン	アンプリット	
		ドスレピン	プロチアデン	
	四環系	マプロチリン	ルジオミール他	
		ミアンセリン	テトラミド	
		セチプチリン	テシプール他	
	その他	トラゾドン	レスリン他	
第3世代	SSRI	フルボキサミン	デプロメール ルボックス	セロトニンだけに選択的に作用するため、従来の抗うつ薬で問題視されていた副作用は少ないが、消化器系の副作用が多い
		パロキセチン	パキシル	
第4世代	SNRI	ミルナシプラン	トレドミン	最も新しいタイプの抗うつ薬で、セロトニンとノルアドレナリンの両方に作用するため、比較的早期に効果が現れる。第1世代と同様の効果があるにもかかわらず、副作用は少ないため、期待されている

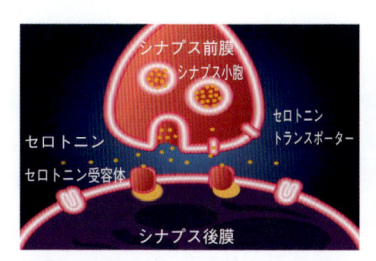

図❶　平常時の脳の状態（神経細胞のイメージ）

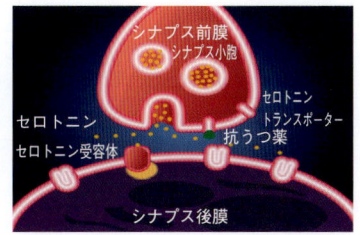

図❷　抗うつ薬投与後の脳（神経細胞のイメージ）

併用注意：アドレナリンと併用でアドレナリンの効果増強

■ 四環系抗うつ薬

　化学構造が三環系では3つの環があるのに対して、4つの環が存在するため四環系と呼ばれ、三環系抗うつ薬の副作用が軽減された。ア

セチルコリン受容体遮断作用が弱いため、抗コリン性の副作用は三環系抗うつ薬よりも軽度だが、ヒスタミンH1受容体遮断作用が強いため、眠気や鎮静を起こしやすい。三環系抗うつ薬にはない作用機序としてセロトニンの5-HT2受容体遮断作用があり、抗うつ効果と関連していると考えられている。

　併用注意：アドレナリンと併用でアドレナリンの効果増強
■ 選択的セロトニン再取り込み阻害薬
　（SSRI；Selective Serotonin Reuptake Inhibitors）
　シナプスにおけるセロトニンの再吸収を抑制することでうつ症状を改善する。肝毒性、心・血管副作用や、鎮静作用、口の渇き・便秘など抗コリン作用が原因と思われる副作用は減少したが、セロトニン症候群、賦活症候群、SSRI離脱症候群（中断症候群）などの副作用がみられる。
■ セロトニン・ノルアドレナリン再取り込み阻害薬
　（SNRI；Serotonin & Noradrenaline Reuptake Inhibitors）
　シナプスにおけるセロトニンとノルアドレナリンの再吸収を阻害することで、相対的に濃度が高まりうつ症状を改善する。不安障害、強迫性障害、ADHDなどでも処方されることがある。ノルアドレナリンは興奮神経を刺激し、やる気や気分を向上させる効果もある。

　併用注意：アドレナリンと併用でアドレナリンの効果増強

マイナートランキライザー

■ アルプラゾラム（コンスタン®、ソラナックス®）
　心身症（胃・十二指腸潰瘍、過敏性腸症候群、自律神経失調症）における身体症候ならびに不安・緊張・抑うつ・睡眠障害に対して効果あり。
　視床下部、扁桃核を含む大脳辺縁系に対する抑制作用で葛藤行動緩解作用、馴化作用、鎮静作用を現す。
　副作用に依存性、急激な減量ないし中止により離脱症状（痙攣、せん妄、振戦、不眠、不安）、刺激興奮などあり。
■ ジアゼパム（セルシン®）
　神経症における不安・緊張・抑うつ、うつ病における不安・緊張、心身症（消化器疾患、循環器疾患、自律神経失調症、更年期障害、腰痛症、頸肩腕症候群）における身体症候ならびに不安・緊張・抑うつ

に対して効果あり。大脳辺縁系に特異的に作用し、正常な意識・行動に影響を及ぼさずに馴化、鎮静作用、筋弛緩作用(筋の緊張を緩解)、抗痙攣作用を現す。

　副作用に大量連用により薬物依存、急激な減量ないし中止により離脱症状(痙攣、せん妄、振戦、不眠、不安、幻覚、妄想)、舌根沈下による気道閉塞などがある。

ベンゾジアゼピン系持続性心身安定剤
■ ロフラゼプ酸エチル(メイラックス®)

　神経症における不安・緊張・抑うつ・睡眠障害、心身症(胃・十二指腸潰瘍、慢性胃炎、過敏性腸症候群、自律神経失調症)における不安・緊張・抑うつ・睡眠障害に対して効果あり。ベンゾジアゼピン系薬剤に共通した中枢神経作用を有する。

　副作用に大量連用により薬物依存、急激な減量ないし中止により離脱症状(痙攣、せん妄、振戦、不眠、不安、幻覚、妄想など)がある。

チエノジアゼピン系精神安定剤
■ エチゾラム(デパス®)

　神経症における不安・緊張・抑うつ・神経衰弱症状・睡眠障害、うつ病における不安・緊張・睡眠障害、心身症(高血圧症、胃・十二指腸潰瘍)における身体症候ならびに不安・緊張・抑うつ・睡眠障害に対して効果あり。脳内のベンゾジアゼピン受容体に高い親和性を有し、ノルアドレナリンの再取り込みも抑制する作用がある。

　副作用に依存性、呼吸抑制、炭酸ガスナルコーシス、悪性症候群(発熱、強度の筋強剛、嚥下困難、頻脈など)、横紋筋融解症がある。

●●歯科医院における対応
　歯科疾患が急性炎症を伴い、気道浮腫など生死に関係するような事態であれば、半強制的手段(全身麻酔など)による処置が必要となる。時間的余裕がある場合には、歯科治療から逃避するという不適応行動を変革する行動療法や、薬剤を使用する鎮静法(吸入鎮静法、静脈内鎮静法)を試みるのが一般的である。

行動療法

■ 系統的脱感作法

歯科治療時の不安要素を小さいものから並べた不安階層表を作り、不安の小さいもの（タービンの音など）をしばらくの間想像してもらい、不安が起こったところでリラックスさせる。このとき、不安がなくなれば、その状況はクリアされたと考え、次にもう少し不安を引き起こす場面を選んでいく。徐々に状況を不安階層表の大きな環境場面まで導き、この患者の不安を制止できれば治療されたことになる。Tell、Show、Do法ともいわれ、歯科治療に際し器具などを見せ、説明し、やって見せることで歯科治療に対する恐怖心を緩和させる方法。

■ 曝露法

不安、恐怖など嫌な感情をもたらす状況にあえて直面させ、最初は嫌な感情・衝動が激しくても、それが徐々に弱まり平気になっていく。恐怖と不安を最大限に体験し、最悪の状況を耐えることを覚え、恐怖症にとらわれている力を緩めることでこれらを克服する方法。

鎮静法

■ 笑気吸入鎮静法

低濃度笑気（30%以下）と酸素の混合ガスを吸入させることにより、笑気のもつ鎮静作用でリラックスした状態が得られ、歯科治療に対する恐怖心を緩和させようとする方法（図❸❹）。

吸入は笑気15%濃度から開始し、患者の様子を見ながら5%ずつ濃度を上げていく。30%（20～30%）で至適鎮静状態が得られる。処置の終了後は数分間100%酸素を吸入させると、よりすみやかで爽快な回復を得ることができる。

■ 静脈内鎮静法

ミダゾラム（ドルミカム®）、プロポフォール（1%ディプリバン®注-キット：全身麻酔薬）（2～6 mg/kg/hr）がよく用いられる。また、デクスメデトミジン（プレセデックス®）も最近、非挿管症例の局所麻酔下鎮静での保険適応が認められた薬剤である。

ミダゾラムは初回量0.05mg/kgをボーラス投与し、患者の鎮静状態に合わせて30分ごとに1mg追加投与する。鎮静状態の解除および呼吸抑制の改善にベンゾジアゼピン受容体拮抗薬のフルマゼニル（初回

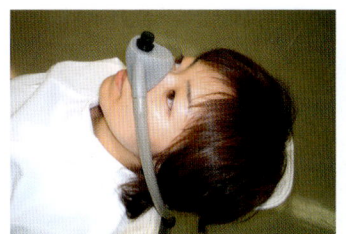

図❸　鼻マスクによる笑気吸入鎮静法

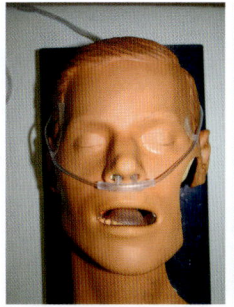

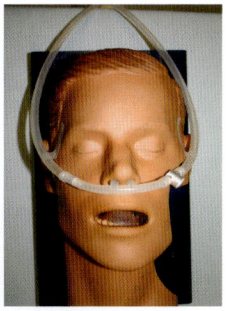

図❹　鼻腔カニューレを用いた笑気吸入鎮静法

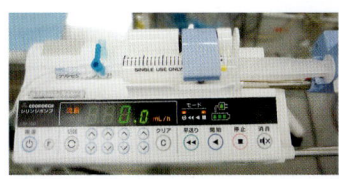

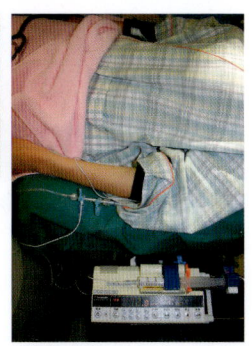

図❺　シリンジポンプ

表❷　プレセデックス静注液200μg添付文書より

【警告】（改訂箇所：＿＿＿）
本剤の投与により低血圧、高血圧、徐脈、心室細動等があらわれ、心停止にいたるおそれがある。したがって、本剤は、患者の呼吸状態、循環動態等の全身状態を注意深く継続的に監視できる設備を有し、緊急時に十分な措置が可能な施設で、本剤の薬理作用を正しく理解し、集中治療又は非挿管下での鎮静における患者管理に熟練した医師のみが使用すること。

0.2mg緩徐に静注）がある。

　プロポフォールは6mg/kg/hrで持続投与を開始し、至適鎮静レベルに達したら2〜6mg/kg/hrで投与量を調節する。プロポフォールの投与には、微量持続投与が可能なシリンジポンプ（図❺）か、TCIポンプが使用される（血圧低下、舌根沈下等、患者の全身状態を観察すること）。

　青斑核のα2受容体を刺激して鎮静作用を得るデクスメデトミジンは鎮痛作用も有する。鎮静法の使用量は6μg/kg/hrで10分間持続投与（初期負荷）を開始し、至適鎮静レベルに達したら0.2〜0.7μg/kg/hrで維持する。なおデクスメデトミジンは初期負荷のとき、血圧が上昇することがあり、最初から維持濃度で投与する方法もある（表❷）。

●●**歯科治療恐怖症患者に対する基本姿勢**

　本症の成因が、過去における歯科治療になんらかの因果が関係していることから、患者の心情を理解し、受容、共感、支持、保証の基本姿勢を常に心がける必要がある。

知っておきたい鎮静法のキーポイント

歯科医院における歯科治療恐怖症に対する鎮静法の選択

1．笑気吸入鎮静法

- 鼻呼吸はできるか
- 術者の指示に従えるか
- 中耳炎、気胸、腸閉塞、眼科手術（ガスタンポナーデ）などの閉鎖腔はないか
- 妊娠の可能性は

2．静脈内鎮静法

- ミダゾラム
   禁忌：本剤または成分に過敏症の既往、急性狭隅角緑内障、
　　　　重症筋無力症、HIVプロテアーゼ阻害剤、HIV逆転写酵素
　　　　阻害剤服用患者
- プロポフォール
   禁忌：本剤または成分に過敏症の既往、妊婦、小児
- デクスメデトミジン
   禁忌：本剤または成分に過敏症の既往

23 心内膜炎の予防的投与

関谷　亮　坂本春生　東海大学医学部付属八王子病院 口腔外科

●●感染性心内膜炎(Infective endocardaitis：IE)

　感染性心内膜炎とは、弁膜や心内膜、大血管内膜に細菌集簇を含む疣腫(vegetation)を形成し、菌血症、血管塞栓、心障害など多彩な臨床症状を呈する全身性敗血症性疾患である。発症には、弁膜疾患や先天性心疾患に伴う異常血流の影響や、人工弁置換術後など異物の影響で生じた非細菌性血栓性心内膜炎(nonbacterial thrombogenic endocarditis：NBTE)が重要と考えられている。NBTEを有する例において、何らかの原因により一過性の菌血症が生じると、NBTEの部位に菌が付着、増殖し、疣腫が形成されると考えられている。

　IEの誘因として、抜歯、上気道・消化管や泌尿器・生殖器の疾患に対する外科的処置が知られている。IE予防のために、AHA（American Heart Association）では1955年以来改訂を加え、抗菌薬の予防投与を推奨してきた。

　わが国では日本循環器学会、日本心臓病学会、日本胸部外科学会、日本小児循環器学会の合同研究班が2003年に感染性心内膜炎の予防と治療に関するガイドライン（Guidelines for the Prevention and Treatment of Infective Endocarditis）（JCS 2003）をまとめた。その後、2007年4月に改訂されたAHAの新ガイドラインAHA2007[1]を考慮しつつ、2008年に改訂版を出している（JCS2008）[2]。

　感染性心内膜炎は、早期に診断し、適切な治療を行うことが重要である。そこでJCS2008では、従来より一次予防に加えて、患者への発熱時の早期対応に関する教育の重要性を強調してきた。これは、わが国では、感冒に対する抗菌薬投与が慣習化しており、発熱に対して安易に抗菌薬を投与するという医療事情を踏まえたものである。そして抗菌薬の予防投与については、抜歯などの歯科的処置の前には従来どおり実施することを推奨するが、消化器あるいは泌尿器科的手技に際しては、感染性心内膜炎を引き起こす腸球菌が多剤耐性であること

が多いことを勘案し、感染性心内膜炎の予防のための抗菌薬投与は必須ではないと改めた。さらに抗菌薬の予防投与の投与量では、わが国の事情を勘案し、患者の体型などで主治医の裁量を大きく認めている。

●●どのような患者が感染性心内膜炎になりやすいか

一般人より心内膜炎リスクが高い患者をハイリスク群とし、心疾患のなかには、より感染性心内膜炎を起こしやすいもの（より重症化しやすいハイリスク患者）がある。人工弁、心内膜炎の既往（他の心疾患がない場合も含む）、複雑性チアノーゼ先天性心疾患、動脈肺動脈短絡作成術後の患者がこれであり、これらの患者が感染性心内膜炎を起こすと、合併症を起こしやすく死亡率も高い。

表❶に抗菌薬による予防を推奨する心疾患を示す。AHAではこの表のclass I に該当するものについて予防が必要とした。しかし、JCS2008では感染性心内膜炎になりやすい患者すべてに予防を推奨

表❶

Class I
とくに重篤な感染性心内膜炎を引き起こす可能性が高い心疾患で、予防すべき患者
▪ 生体弁、同種弁を含む人工弁置換患者 ▪ 感染性心内膜炎の既往を有する患者 ▪ 複雑性チアノーゼ性先天性心疾患（単心室、完全大血管転位、ファロー四徴症） ▪ 体循環系と肺循環系の短絡造設術を実施した患者
Class IIa
感染性心内膜炎を引き起こす可能性が高く予防したほうがよいと考えられる患者
▪ ほとんどの先天性心疾患 ▪ 後天性弁膜症 ▪ 閉塞性肥大型心筋症 ▪ 弁逆流を伴う僧帽弁逸脱
Class IIb
感染性心内膜炎を引き起こす可能性が必ずしも高いことは証明されていないが、予防を行う妥当性を否定できない
▪ 人工ペースメーカあるいはICD 植え込み患者 ▪ 長期にわたる中心静脈カテーテル留置患者

している。これはわが国では、抗菌薬の予防投与を通じて、感染性心内膜炎に対する注意を喚起するという副次的な意味をもっている。

あえて予防をする必要がないとされているものには、①心房中隔欠損症（二次口型）、②心室中隔欠損症・動脈管開存症・心房中隔欠損症根治術後6ヵ月以上経過した残存短絡がないもの、③冠動脈バイパス術後、④逆流のない僧帽弁逸脱、⑤生理的あるいは機能的心雑音、⑥弁機能不全を伴わない川崎病の既往、⑦弁機能不全を伴わないリウマチ熱の既往がある。

●●どのような手技・処置がIEのリスクとなるか

菌血症は、毎日の歯磨きや咀嚼など日常活動時によく起こる（**表❷**）。しかし、感染性心内膜炎を引き起こすためには、ある一定時間、感染性心内膜炎を来し得る病原微生物の菌血症が持続することが必要である。そのような菌血症を来す手技についての認識が必要である。十分に消毒した皮膚を切開して行う侵襲的処置が、菌血症を誘発する可能性は低い。しかし、抗菌薬の投与を支持するデータはないものの、多くの施設では侵襲的処置の際には、抗菌薬の予防投与を実施している。

歯の衛生状態が不良であったり、歯周や歯根尖周囲に感染症のある場合、歯科手技・処置をしなくても菌血症が発症することがある。口腔内の炎症（歯肉炎）は、病原微生物が血液に侵入する状態を作り出す。

表❷　菌血症の発現頻度（参考文献1）より引用）

歯科処置
▪ 抜歯　10～100%
▪ 歯周外科　36～88%
▪ スケーリング・ルートプレーニング　8～80%
▪ 歯面清掃　～40%
▪ ラバーダム装着・ウェッジ挿入　9～32%
▪ 歯内療法　～20%
日常生活
▪ 歯磨き・フロス　20～68%
▪ つまようじの使用　20～40%
▪ 水流式洗浄器の使用　7～50%
▪ 食物の咀嚼　7～51%

したがって、治療を行う前にこの炎症を抑えておくことは重要である。

IEのリスクとなる歯科処置

　AHA 2007では、歯肉組織や歯の根尖部へ操作がおよぶ、あるいは口腔粘膜を穿通するすべての歯科処置に対して、予防投与の実施がリーズナブルとしている。JCS 2008では、「基本的に出血を伴ったり、根尖を超えるような大きな侵襲を伴うもの（抜歯、歯周手術、スケーリング、インプラントの植え込み、歯根管に対するピンなどの植え込みなど）」としている。

　AHA 1997には、予防投与の要・不要について具体的な処置名があり、「抜糸」に予防投与は不要とされていたが、AHA 2007では、生検や矯正用のバンドの装着とともに、「抜糸」も予防投与の対象に含まれている。この他、AHA 1997で予防投与が「不要」とされていたものの中に「ラバーダムの装着」があるが、ラバーダムの装着による菌血症の頻度が9〜32％であることなどを考慮すると、AHA 2007には要・不要の具体的記述はないものの、「歯肉組織への操作」と判断し、予防投与をすべきである（表❸）。

表❸　予防投与の実施がリーズナブルな歯科処置

出血を伴ったり、根尖を超えるような大きな侵襲を伴うもの
抜歯、歯周手術、スケーリング、インプラントの植え込み、歯根管に対するピンなどの植え込み、生検、抜糸、矯正用のバンド装着、ラバーダムの装着など
予防投与不要例
▪ 感染していない組織への麻酔注射 ▪ デンタルX線写真撮影 ▪ 可撤性の補綴物や矯正装置の装着 ▪ 矯正装置の調整 ▪ 矯正用ブラケットの装着 ▪ 乳歯の脱落 ▪ 口唇や口腔粘膜の外傷による出血

●●●予防法

　歯、口腔に対する手技・処置、上気道に対する特定の手技・処置、硬性気管支鏡による検査、食道内の手技・処置後に発症する感染性心内膜炎の原因菌として最も多いのは*Streptococcus viridans*である。予防は、とくに*Streptococcus viridans*に対して行うべきである。

　米国のガイドラインの標準的予防法は、アモキシシリンの単回経口投与である。アモキシシリン、アンピシリン、ペニシリンVのα型溶血性連鎖球菌に対する *in vitro* の効果は同等であるが、アモキシシリンが消化管からの吸収がより良好で、より高い血中濃度が達成され、より長く維持される。このためアモキシシリンが推奨される。

　成人用量はアモキシシリン2.0g（小児用量は50mg/kgで成人用量を超えない用量）で、処置予定の1時間前に投与する。

　健常人30名の単回投与の血中濃度を調べた米国の研究は、この投与法により、投与後1～6時間まで薬剤の血中濃度が、感染性心内膜炎を引き起こすほとんどの口腔内連鎖球菌の最小発育阻止濃度の数倍以上に維持されることを示した。処置が6時間以内に終了すれば、追加投与の必要はない。

　なお、2.0gという投与量が、わが国では高用量すぎる可能性がある。投与量の根拠となる研究の対象の平均体重は70kgであり、血中濃度が体重と大きく関連していた報告もあるので、わが国においては必ずしも2.0gが必要量ではない。成人では、体重あたり30mg/kgでも十分ではないかといわれているので、体重の少ない女性では、1.0～1.5gという投与量の選択も十分に理解できるところである。

　日本化学療法学会口腔外科委員会では、アモキシシリン大量投与による下痢の可能性、およびアンピシリン2g点滴静注とアモキシシリン500mg経口投与で抜歯後の血液培養陽性率がともに約20％程度で大差なかった、という論文を踏まえて、リスクの少ない患者に対しては、アモキシシリン500mg経口投与を提唱している。また米国のガイドラインにあるセファレキシン、セファドロキシルは近年MICが上昇しているとの判断で省いている。

　抗菌薬予防投与の有効性に関しては、従来から抜歯前に抗菌薬を服用させる群とさせない群に分けて、菌血症発症の頻度を比較することが主な論拠となっている。しかし、抜歯時に生じる菌血症は一過性の

菌血症と呼ばれるとおり、10分もしないうちに血液中から消えてしまうので、本当に血液中にいる間に殺菌されているかは疑問であった。Hallら[3]の検討では、血液培養法を工夫したところ、抜歯後3分以内の菌血症の頻度は、抗菌薬の予防投与により影響を受けないことを報告している。動物実験でも同様の結果が出ているが、にもかかわらず抗菌薬の予防投与の効果はラットにおいては顕著であった。Glaucerら[4]によると、抗菌薬の予防投与に効果があるとすれば、すでに疣腫に付着した菌を殺すことがメインであり、そのほかには細菌の付着能を阻害することが重要であると考えられている。

抗菌薬の予防投与

基本的な投与方法について、AHA2007、JCS2008のレジメンをそれぞれ表❹❺に示す。

一方で、2007年に改訂されたAHAのガイドラインでは、抗菌薬の予防投与は費用対効果バランスからみて必ずしも優れておらず、また必ずしも科学的根拠があるものでもなく、その対象も限定されたものとなっている。また、Glennyら[5]による最新のCochraneレポートによると、抗菌薬の予防投与の有効性に対しての科学的根拠が示されていないため、臨床医は投与前に患者とよく相談することといった非常に厳しい結論が導き出されている。

具体的な対応はどうするか

AHA2007とJCS2008とでは予防投与の対象が異なっている。
そこで予防投与に関して歯科医のとるべき現実的な対応[6,7]を以下に示す。
①IEを発症しやすい患者群には抗菌薬の予防投与を必ず行う。
②患者群の設定はAHA2007あるいはJCS2008に従う。
③人工弁置換術後、心内膜炎の既往のある患者に対しては、経静脈的に抗菌薬を投与する。病院歯科・口腔外科へ依頼してもよい。
　処方例）アンピシリン1g　1時間かけて点滴投与
④投与後4〜6時間にアモキシシリンあるいはバカンピシリン500mgを必要に応じて追加投与する。
⑤経口薬で予防投与を行う際には、可能なかぎりAHAのガイドライ

表❹ 歯科処置に対する予防投与レジメン(AHA 2007)

状態	薬剤	処置前30～60分前に単回投与 成人	小児
経口可能	アモキシシリン	2 g	50mg/kg
経口不可能	アンピシリン セファゾリン セフトリアキソン	2 g　IM or IV 1 g　IM or IV	50mg/kg　IM or IV 50mg/kg　IM or IV
ペニシリン禁 経口可能	セファレキシン[*1, 2] クリンダマイシン アジスロマイシン クラリスロマイシン	2 g 600mg 500mg	50mg/kg 20mg/kg 15mg/kg
ペニシリン禁 経口不可能	セファゾリン[*2] セフトリアキソン[*2] クリンダマイシン	1 g　IM or IV 600mg　IM or IV	50mg/kg　IM or IV 20mg/kg　IM or IV

[*1]：他の第1あるいは第2世代セファム系(経口薬)の成人・小児服用量を投与
[*2]：ペニシリンやアンピシリンで、アナフィラキシー・血管浮腫・じんましんの既往がある

表❺ 歯科、口腔手技、処置に対する抗菌薬による予防法(JCS 2008)

対象	抗菌薬	投与方法
経口投与 可能	アモキシシリン	成人：2.0g [注1]を処置1時間前に経口投与 [注1, 2] 小児：50mg/kgを処置1時間前に経口投与
経口投与 不能	アンピシリン	成人：2.0gを処置前30分以内に筋注あるいは静注 小児：50mg/kgを処置前30分以内に筋注あるいは静注
ペニシリン アレルギーを 有する場合	クリンダマイシン	成人：600mgを処置1時間前に経口投与 小児：20mg/kgを処置1時間前に経口投与
	セファレキシンあるいは セファドロキシル[注3]	成人：2.0gを処置1時間前に経口投与 小児：50mg/kgを処置1時間前に経口投与
	アジスロマイシンあるい はクラリスロマイシン	成人：500mgを処置1時間前に経口投与 小児：15mg/kgを処置1時間前に経口投与
ペニシリン アレルギーを 有して経口 投与不能	クリンダマイシン	成人：600mgを処置30分以内に静注 小児：20mg/kgを処置30分以内に静注
	セファゾリン	成人：1.0gを処置30分以内に筋注あるいは静注 小児：25mg/kgを処置30分以内に筋注あるいは静注

注1：体格、体重に応じて減量可能である(成人では、体重あたり30mg/kgでも十分といわれている)
注2：日本化学療法学会では、アモキシシリン大量投与による下痢の可能性をふまえて、リスクの少ない患者に対しては、アモキシシリン500mg経口投与を提唱している
注3：セファレキシン、セファドロキシルは近年MICが上昇していることに留意すべきである

ンに従う投与量をめざすが、副現象、個体差などに注意する。十分な抗菌薬の投与量が確保できない場合は、4〜6時間以内に同量の抗菌薬の再投与も考慮する。
⑥術後数週間は、十分に経過を観察する。

知っておきたい投薬・キーポイント

IE発症のリスクが特に高い人工弁、心内膜炎の既往のある患者に対する投薬

経口可能

アモキシシリン（サワシリン®）

1回1,000〜1,500mgを処置1時間前に投与
　小児：50mg/kgを処置1時間前に投与

ペニシリンアレルギーを有する場合

クリンダマイシン（ダラシン®）600mgを処置1時間前に投与
　小児：クラリスロマイシン（クラリス®）15mg/kgを処置1時間前に投与）

経口不可能

アンピシリン（ビクシリン®）

1gを処置前30分以内に筋注あるいは静注
　小児：50mg/kgを処置前30分以内に筋注あるいは静注

ペニシリンアレルギーを有する場合

クリンダマイシン（ダラシン®）600mgを処置前30分以内に静注
　小児：20mg/kgを処置前30分以内に静注

留意点：原則は経静脈的に抗菌薬を投与する。
　　　　予防投与は保険適応外である。

【参考文献】

1) Wilson W, Kathryn A. Taubert KA, et al.：Prevention of infective endocarditis. Guidelines from the American Heart Association Circulation. 116：1736-1754, 2007.
2) 循環器病の診断と治療に関するガイドライン（2007年合同研究班報告）感染性心内膜炎の予防と治療に関するガイドライン（2008年改訂版）JCS 2008.(日本循環器学会HP)
3) Hall G, Hedstrom SA, et al.：Prophylactic administration of penicillins for endocarditis does not reduce the incidence of postextraction bacteremia. Clin Infect Dis. 17：188-194,1993.
4) Glauser MP, Francioli P.: Relevance of animal models to the prophylaxis of infective end-ocarditis. J Antimicrob Chemother. 20 [Suppl A]；87-98,1987.
5) Glenny AM, Oliver R, Roberrts GJ, et al.：Antibiotics for the prophylaxis of bacterial endocarditis in dentistry（Review）. The Cochrane Collaboration and published in The Cochrane Library 2013, Issue 10.
6) Sakamoto H, Aoki T, Karakida K, et al.：Antibiotic prevention of infective endocarditis due to oral procedures: myth,magic,or science? J Infect Chemother.13：189, 2007.
7) 岸本裕充, 坂本春生：感染性心内膜炎に対する最新の予防ガイドライン-AHA 2007. 日本感染症学会雑誌 JOID Vol.15-1 別刷, 2008.

よく・わかる　歯科用薬剤ガイド 症例別処方プログラム

発行日	2014年6月1日　第1版第1刷
編　者	一般社団法人　日本歯科薬物療法学会
発行人	湯山幸寿
発行所	株式会社デンタルダイヤモンド社
	〒101-0054 東京都千代田区神田錦町 1-14-13 錦町デンタルビル
	電話 = 03-3219-2571 (代)
	http://www.dental-diamond.co.jp/
	振替口座 = 00160-3-10768
印刷所	共立印刷株式会社

Ⓒ Dental-diamond. Inc., 2014. Printed in Japan

落丁、乱丁本はお取り替えいたします

● 本書の複製権・翻訳権・上映権・譲渡権・公衆送信権（送信可能化権を含む）は㈱デンタルダイヤモンド社が保有します。
● JCOPY 〈㈳出版者著作権管理機構 委託出版物〉
本書の無断複写は著作権法上での例外を除き禁じられています。複写される場合は、そのつど事前に㈳出版者著作権管理機構（TEL：03-3513-6969、FAX：03-3513-6979、e-mail：info@jcopy.or.jp）の許諾を得てください。